U0266651

仁济泌尿
日间手术管理手册

主　编　薛　蔚　黄翼然

科学出版社

北　京

内 容 简 介

日间手术是指在一日（24小时）内有计划地完成入院、出院及手术或操作。本书根据上海交通大学医学院附属仁济医院泌尿科开展日间手术10多年的临床经验和管理经验，详细介绍了日间手术的管理布局（包括医疗助理、专科护理岗位的设置）、管理制度、信息体系建设，以及如何通过院前审核、院内质控、院后随访3个质控环节确保患者安全，并通过11种手术展现了日间手术的全过程。本书内容简明扼要、图文并茂，适合泌尿科全体人员及医院管理人员阅读参考。

图书在版编目（CIP）数据

仁济泌尿日间手术管理手册 / 薛蔚，黄翼然主编 . —北京：科学出版社，2021.10

ISBN 978-7-03-069979-4

Ⅰ.①仁…　Ⅱ.①薛…②黄…　Ⅲ.①泌尿系统外科手术－手册　Ⅳ.① R699-62

中国版本图书馆 CIP 数据核字（2021）第 201350 号

责任编辑：程晓红 / 责任校对：张　娟
责任印制：李　彤 / 封面设计：吴朝洪

科 学 出 版 社 出版
北京东黄城根北街 16 号
邮政编码：100717
http://www.sciencep.com

北京建宏印刷有限公司 印刷
科学出版社发行　各地新华书店经销

*

2021 年 10 月第 一 版　开本：850×1168　1/32
2022 年 1 月第二次印刷　印张：4 7/8
字数：112 000

定价：58.00 元
（如有印装质量问题，我社负责调换）

编著者名单

主　　编　薛　蔚　黄翼然

副主编　刘毅东　张连华　吴小荣　陈　莉
　　　　　俞卫锋

编著者　（按姓氏汉语拼音排序）

薄隽杰　曹　炀　陈　莉　陈　奇
陈海戈　陈勇辉　迟辰斐　董　樑
董　梅　董柏君　黄翼然　李佳怡
李敏珠　刘东明　刘毅东　卢慕峻
吕坚伟　吕向国　孟晓红　潘春武
潘家骅　孙　杰　童　臻　吴小荣
夏盛强　宣寒青　薛　蔚　叶　昕
叶惟靖　殷文渊　俞卫锋　袁　霞
翟　炜　张　进　张连华

前　言

　　医疗资源客观需求的增长和有限的医疗资源的矛盾，催生了日间手术的快速发展。2012年3月，原国家卫生计生委卫生发展研究中心牵头组建成立了中国日间手术合作联盟（China Ambulatory Surgery Alliance，CASA），联盟由国内部分卫生行政主管部门、研究机构和医疗机构自愿组成。中国日间手术合作联盟于2015年将日间手术定义为患者在一日（24小时）内完成入院、出院及手术或操作。为推进日间手术模式，推动构建分级诊疗制度，原国家卫生计生委与人力资源社会保障部于2016年10月联合下发《关于印发开展三级医院日间手术试点工作方案的通知》（国卫医函〔2016〕306号），启动三级医院日间手术试点工作。在各地申报的基础上，原国家卫生计生委和人力资源社会保障部确定了全国129家三级医院作为日间手术试点医院，上海交通大学医学院附属仁济医院也被列入了日间手术试点医院。

　　上海交通大学医学院附属仁济医院泌尿科（简称仁济泌尿）始终坚持以患者利益为第一位，以疾病为中心，以亚专业为单位，以术业专精的优秀青年医师为人才优势，重点推动学科专病诊治体系建设，注重学科发展的专业化、精细化、信息化和国际化。经过多年的摸索与实践，仁济泌尿通过转变临床模式，逐渐走出了一条特色鲜明的学科道路，成为中国日间手术的先行者。

本书从科室管理的角度阐述了日间手术的管理模式，从理念的形成到制度的建立，以及如何在保障日间手术质量安全的基础上，建立起配套的日间手术可视化流程，做到有章可依。此外，本书还详细介绍了仁济泌尿的日间管理布局（包括医疗助理、专科护理岗位的设置）、管理制度、信息体系建设，以及如何通过院前审核、院内质控、院后随访3个质控环节确保患者安全。

本书可以帮助相关科室及医院管理者了解日间手术的发展历程、发展日间手术的意义，以及具体如何在实际医院管理中灵活应用；适合泌尿科医师阅读，以协助科室一起参与日间化管理、发展学科，也适用于护理人员和医疗助理了解整个日间管理的构架、自己在这个构架中的位置以及所起的作用。本书也可以为其他希望开展日间手术的科室提供借鉴。

路漫漫其修远兮。我们将在现有日间手术管理的基础上进一步发展智慧医疗、快速康复，积极推进日间手术更加健康有序的发展，积极配合医改，解决老百姓看病难、住院难的问题。

感谢各位编者在本书编著期间付出的努力，更感谢一直以来默默耕耘在工作第一线的所有仁济人。众志成城，继往开来，砥砺前行，共谋发展！

上海交通大学医学院附属仁济医院
副院长、泌尿科主任
薛 蔚
2021年7月

目　录

第1章

* * * * * * * *

概　　述

第一节　日间手术概述

一、日间手术的定义

　　日间手术（ambulatory surgery），也称一日手术（day surgery），中国日间手术合作联盟于2015年将其定义为患者在一日（24小时）内完成入院、出院及手术或操作。该定义特别指出，日间手术是对患者有计划进行的手术或操作，不包含门诊、急诊手术。日间手术需延期住院的患者（指由于病情需要延期住院的特殊病例），住院最长时间不超过48小时。日间手术对于患者在院时间的定义由最初的24小时逐步拓展至48小时，主要是由于越来越多传统意义上的"大手术"被纳入日间手术目录，出于患者安全考虑，在个别特殊的情况下为适当延长住院观察时间留出余地。但是，值得指出的是，这并不意味着日间手术的平均住院时间越来越长，恰恰相反，随着手术和麻醉技术的不断革新，目前越来越多的日间手术均可在12小时内完成患者的入院、手术及出院。

二、日间手术的发展史

　　日间手术的概念最早由英国小儿外科医师James Nicoll于

20世纪初提出。彼时，Nicoll医师在《英国医学杂志》上报道了其通过日间手术模式成功治疗的8000余例儿科病例，病种涵盖腹股沟疝、包皮过长、唇腭裂等。然而，日间手术的概念在当时并未受到学术界的认可和接受，甚至有很长一段时间，英国的外科医师们认为这种手术模式并不安全。直到20世纪50年代，《柳叶刀》再次报道了日间疝修补手术的成功案例。随后自20世纪60年代开始，随着一家日间手术中心在加州大学洛杉矶分校成立，日间手术的概念才开始在全球被接受和推广。1995年，国际日间手术协会（International Association of Ambulatory Surgery，IAAS）成立，该协会在成立之初对日间手术定义为患者夜间不需要住在医院的外科手术或诊断性介入操作，且这类患者能够和住院患者一样得到同质的技术和服务，且有严格的术后随访和观察。截至目前，IAAS的成员来自24个国家，包括外科医师、护士、麻醉师和医院管理人员。在我国，除香港、澳门、台湾地区外，日间手术起步较晚。2005年3月，上海交通大学医学院附属仁济医院泌尿科（以下简称仁济泌尿）率先开设日间手术病房，成为国内首家真正意义的日间手术中心。2006年仁济医院全面开展日间手术，是上海市最早开展日间手术的三甲医院。2012年3月，由原国家卫生计生委卫生发展研究中心牵头组建成立了中国日间手术合作联盟（China Ambulatory Surgery Alliance，CASA），联盟由国内部分卫生行政主管部门、研究机构和医疗机构自愿组成。

值得指出的是，日间手术的本质，并非与某些特定病种或术式严格相关，而是在现代医学技术支持下的外科手术模式和理念。早在2003年，美国和加拿大日间手术占所有择期手术的比例已达83.4%和84.5%，近年来已达到90%以上。从病种来看，不同于传统观念中只有"小病""小手术"才能走日间流程，以泌尿科为例，达芬奇机器人辅助前列腺癌根治术和肾部分切除术这类四级手术在部分患者中也可实现48小时内入院、出院。时至今日，日间手术已不再被视为一项"创新性探索"或对于传统手术模式的补充，它无疑将是外科手术的主体和未来。但我国目前开展的日间手术占所有择期手术的比例较欧美国家仍有较大差距。

截至2018年2月，我国50%以上的三级医院开展了日间手术，日间手术量占择期手术的比例为12.8%，有1340家医疗机构设置了日间病房。以上海为例，至2016年底，上海市共有28家市级医院的220个科室开展日间手术，开设床位991张，共完成手术例数14.41万例，占同期择期住院手术比例的18.9%，其中仁济医院（最早试点开展日间手术的单位之一）日间手术占择期手术的比例为39.93%。

三、开展日间手术的意义

开展日间手术的宗旨是以患者为中心，为患者提供优质的医疗服务。随着医疗体制改革（简称医改）的进一步深化，根据新形势下医疗服务需求的变化，改善医疗服务，改进医疗服务流程，创新方便人民群众看病就医的措施，让人民群众切实感受到医改成效，提高社会满意度与和谐的医患关系是开展日间手术的原动力。医疗服务事关人民群众切身利益，事关国计民生，事关医药卫生体制改革成效，而开展日间手术对进一步改善医疗服务具有重大而深远的意义。

1.国家政策层面　为推进日间手术模式、推动构建分级诊疗制度，原国家卫生计生委与人力资源社会保障部于2016年10月联合下发《关于印发开展三级医院日间手术试点工作方案的通知》（国卫医函〔2016〕306号），启动三级医院日间手术试点工作。在各地申报的基础上，原国家卫生计生委和人力资源社会保障部确定了全国129家三级医院作为日间手术试点医院，上海交通大学医学院附属仁济医院也被列入日间手术试点医院。

各试点省级卫生计生行政部门与人力资源社会保障部门也制定了试点工作方案，完善相关配套政策措施和管理制度，鼓励将日间手术纳入按病种付费范围，形成与日间手术等急慢分治模式相适应的绩效考核机制、激励约束机制，充分调动了医疗机构与医务人员的积极性。

2.患者层面 "看病难，看病贵"是从患者角度出发最核心的医改难题。"看病难"的主要具体表现就是患者在入院/手术前的等待时间较长。"一床难求"往往用来形容三级甲等医院的空间和周转压力。大量研究结果表明，日间手术可显著减少患者的术前等待时间和住院天数。相较传统手术模式，日间手术患者的术前评估与准备全部在门诊完成，其术后的大部分康复也在院外进行。因此，患者实际住院占用床位的时间得以最小化且最高效化。每位患者住院的时间减少了，等待手术的时间也自然缩短。此外，住院费用减少也是日间手术给患者带来益处的重要方面之一。据国内一项统计，日间手术与常规手术相比，住院费用减少20%～40%。除了直接的患者住院和治疗费用之外，陪护费用也是患者经济成本的很大一部分，患者住院期间需要专人陪护的，按照当地职工年平均工资计算陪护成本。日间手术可以显著降低陪护成本，而快速康复的医疗理念，让手术无陪护成为可能。部分医疗机构在日间病房开展无陪护病房试点工作，如广东省30%的三级医院、10%的县级医院开设无陪护病房，降低了患者的陪护成本，也包括因陪护患者住院手术而对家庭成员造成的误工费、交通费和食宿费用等。

除了上述几点站在患者角度看较为显性的意义之外，从医疗角度看，日间手术带给患者最大的获益之一是术后感染率降低，尤其是院内交叉感染风险的显著降低，特别是当前在新冠疫情防控的特殊和关键时期，降低了交叉感染的风险。由于日间手术患者的住院时间均在24～48小时，患者医院获得性感染的暴露风险得以降低。耐甲氧西林金黄色葡萄球菌感染一直是住院手术中一个棘手的问题，但是有研究表明，该类感染在日间手术患者中很少发生。

此外，日间手术相比传统手术给患者带来的心理压力更小，尤其是对于儿童。日间手术可以尽量缩短患儿离开家的时间，因此，有研究表明，患儿父母对于儿科日间手术有特别高的满意度。对于成人患者而言，由于住院时间很短，患者的正常生活往往不受较大影响，因此，患者及其亲属的焦虑可以大幅度减轻。由于日间手术患者可以更早地正常活动，更早地回归家庭生活和工作，患者术后的心理状态也比其他住院患者恢复得更快。

3.医院层面　一直以来，手术量和床位周转率是外科科室的主要考核指标之一，也关系到科室的长期发展。开展日间手术对医院、科室和医师来说最显而易见的意义就是可以大幅度提高患者床位周转，在有限的空间和时间内完成更多的手术。国内的三级甲等医院外科科室普遍存在床位常年饱和的窘境。由于在空间上科室往往不能无限制地扩张范围、增加床位，因此，手术量势必遭遇瓶颈。而日间手术则为外科科室带来了破局之策，提供了业务增长的新维度。如上文所说，开展日间手术并不严格受限于病种和术式，而是需要相关专业软硬件的配套和医师理念的转变。在日间手术开展成熟的国家，已有数据证明，有的医院可以仅用国内一些医院1/10的床位数完成与之相同的年手术量。

另一方面，日间手术往往被认为独立于传统住院手术，自成体系，两者互不相关。然而，国外的一些经验已经证明，日间手术其实可以间接提升传统住院手术的质量。以近年来美国排名前三位的梅奥诊所、克利夫兰医学中心和约翰斯霍普金斯医院为例，所有择期非日间手术的病房均为单人间，以往的老病房也基本都已完成改建。此举大大提高了患者的隐私保护、住院体验和就诊质量。上述医疗中心日间手术占择期手术的比例都非常高，而正是因为大量手术进入了日间手术流程，所以非日间手术才有空间和资源进行质量的提升。

最后，日间手术对医师的服务水平、手术能力和医疗技术的提高起到了良性激励作用。日间手术周转快，患者住院时间短，因此，对医师的沟通能力和手术质量都有较高的要求。患者如何在短时间内理解手术的流程和风险并按要求在门诊完成所有的术前准备及术后的居家康复，都对医师、护理团队和医院管理系统提出了很高的要求。如果医师手术能力不过关，那么势必也会影响手术时间，甚至引起不必要的术后并发症。因此，全面推广日间手术实际上对医师的服务能力和质量提出了更高的要求。此外，医疗技术和器械的发展往往受临床需求的影响。近年来，越来越多契合日间手术特色的医疗新技术已成为主流。以泌尿科为例，绿激光前列腺汽化术可以在短时间、无出血的情况下解除患者的膀胱出口梗阻，即使是部分高龄、伴有合并症的患者，也可接受该日间手术。

不可否认的是，目前国内医疗大环境、患者的需求和医学技术本身的发展，均决定了日间手术的开展在我国具有广阔的前景。由于国内外医疗体制存在明显差异，完全照搬国外模式势必存在不合理之处。因此，总结我国近年来的日间手术经验，摸索出一套适合中国特色的日间手术模式，对深化医药卫生体制改革、解决老百姓"看病难、看病贵"的难题具有重大的实际意义。

第二节　仁济泌尿日间手术

一、仁济泌尿日间手术发展概述

上海交通大学医学院附属仁济医院建于1844年,是上海开埠后第一所西医医院。医院目前由东、西、南、北4个院区和上海市肿瘤研究所组成,是一个学科门类齐全,集医疗、教学、科研于一体的综合性三级甲等医院。医院东、西、南、北4个院区目前总核定床位2750张,院区分布于浦东新区、黄浦区和闵行区,立足本市,辐射长三角,服务全国。截至2020年底,医院共有正式职工4390人,其中正、副高级职称专家587名;博士生导师136名、硕士生导师166名。开设有临床医技科室54个,其中国家级重点学科3个、国家"211工程"三期重点学科5个、国家重点实验室1个、卫生部重点实验室1个、国家临床重点专科11个、上海市重点学科3个、上海市级研究所4个。

上海交通大学医学院附属仁济医院泌尿科(以下简称仁济泌尿)是国家卫生健康委员会(简称国家卫健委)临床重点专科、教育部"211工程"重点建设学科、上海交通大学重点学科。本学科始终坚持以患者利益为第一位,以疾病为中心,以亚专业为单位,以术业专精的优秀青年医师为人才优势,重点推动学科专病诊治体系建设,注重学科发展的专业化、精细化、信息化和国际化,初步建成特色鲜明的亚专业团队,组建了由中青年主任或副主任医师为带头人、青年主治医师为骨干的亚专业、专病诊治团队，成为国内外为数不多的各亚专业临床诊治能力均衡、高度发展的泌尿科。经过多年的摸索与实践，仁济泌尿通过转变临床模式，逐渐走出了一条特色鲜明的学科道路，成为中国日间手术的先行者，为国内其他泌尿科中心、乃至非泌尿科专业，提供了改革的范本，起到了积极的引领作用。

从2005年3月作为上海市首批日间手术试点至今，倡导并开展日间手术模式，充分提高床位利用率。仁济泌尿的临床服务能力在近20年间快速发展，近年来已达到与国际最为领先的美国克利夫兰医学中心和梅奥诊所泌尿科的临床服务能力基本同步的水平。2020年，仁济医院全年共开展日间手术38 458例，其中泌尿科开展12 744例，占全院日间手术总量的33.14%，是目前我国每年开展日间手术量最多的临床科室。日间手术模式的成熟，不仅体现在数量上，更在于手术质量。在2020年仁济泌尿开展的日间手术中，30.9%为三、四级手术；对于医疗质量关键指标的比较，日间手术涉及的重点病种在上海市同体量的医院中，均次费用最低，平均住院日最短。

在15年日间手术的临床实践中，仁济泌尿逐步摸索出一套符合中国特色的日间手术模式。为响应党和国家的号召，打好脱贫攻坚战，仁济泌尿先后通过援滇、援藏、"走遍前列县"等精准医疗扶贫举措，将日间手术的先进理念和经验传授给全国各地的基层医院，提升全国各地区尤其是部分偏远地区泌尿科的临床诊治水平，培养泌尿科专科医师，规范当地泌尿科常见病、多发病的诊治技术，造福当地患者。

仁济泌尿日间手术的发展，先后经历了发展初期、快速发展、稳步发展等几个阶段。发展初期是从2005年3月起，仁济泌尿率先开设日间手术病床，开始了日间手术模式的探索与尝试。至2006年5月正式以医院名义开设日间手术平台，仁济泌尿的日间手术模式经历了一年零两个月的探索尝试阶段。2006年5月，仁济医院日间手术采取"分散式"管理模式，即由各科室自行配备日间手术病房，收治患者。为适应日间手术的开展，仁济泌尿将科室布局调整为"大门诊，小病房"的格局，充分提高科室的床位利用率，使有限的人员和场地充分发挥出其效能，便于患者的就诊和周转。2013年以后，医院成立了日间手术管理中心和全院公共的日间病房，变为"集中式"管理。仁济泌尿采取了"集中与分散并行"的特殊布局模式，在充分利用医院公共平台资源的前提下，设置泌尿科门诊服务中心，专供医疗助理团队进行患者信息登记、病史录入和手术宣教等工作，将日间手术管理进一步精细化。同时成立了腔镜中心病区，以收治各类日间手术病种为主，做到公共平台与科室平台的无缝对接，充分调动资源与床位。各种措施的完善与精进，也促使仁济泌尿科日间手术进入快速发展时期。经过数年深耕，仁济泌尿日间手术已比较成熟，逐步进入稳步发展阶段。2020年，仁济医院全年共开展日间手术38 458人次，其中泌尿科开展12 744人次日间手术，占科室总手术量的69.80%，同时占全院日间手术总量的33.14%。

日间手术最大的顾虑在于其安全性，围手术期的医疗照护时间短，院外期间脱离严密的医学观察，延续护理与支持不够完善，从而带来了一定的安全隐患。如何解决日间手术的安全隐患，一直是仁济泌尿在开展日间手术时最重视的问题，并从以下3个方面予以不断改革和完善。

首先是制度的建立。保障日间手术质量安全的前提是要有较为完善详细的流程，使其有章可循。在开始之初，从科室出发，在医院层面制定了日间手术质量安全保障制度，给日间手术保驾护航。仁济医院日间手术质量安全保障制度包括"3个准入标准"（医师、手术/治疗、患者的准入标准和制度）、"3个评估标准"（患者入院前评估、治疗/麻醉前评估、离院前评估制度）、"3个应急预案"（住院期间应急抢救预案、住院期间会诊转科预案、出院后应急预案）。具体来讲，从病种、患者、医师3个方面将日间手术的范围予以细化，并规范化，继而从源头上确保安全。

其次是在日间手术质量安全保障制度的基础上，仁济泌尿建立了配套的日间手术可视化流程，使其做到有章可循。主诊医师在决定为患者进行日间手术之后，患者先到泌尿门诊服务中心由文秘团队完善各项术前评估和病例资料收集整理，并由麻醉科进行专科评估，由手术医师负责谈话签字。在医院日间手术管理中心审核通过之后，患者和医师方可被通知安排手术。在术后亦有严格的随访流程，出院后自动为患者预约相应门诊。术后3日内随访一次，并且病区开通24小时热线电话，患者如出现并发症，将在第一时间被发现，并提供急诊绿色通道加以妥善处置。为了进一步细化日间流程，科室为每个日间手术病种分别制定了具体的入院检查流程和出院后的随访流程，做到每个步骤有章可循。以肾结石为例，患者术前在门诊需根据影像学和尿常规等检查评估结石的大小、位置，以及是否合并感染和梗阻，由此确定手术方式和流程；在患者接受了经皮肾镜碎石取石术（percutaneous nephrolithotomy，PCNL）后，则会根据结石成分及肾盂尿培养的结果来通知患者合适的随访计划及双J管（D-J管）拔除时间。

最后是亚专业团队的形成，使日间手术有了更为专业化的保障。医疗技术始终是日间手术的核心，是让患者在极短时间内出院的底气。有研究指出，患者术后在医院停留时间与该医院的医疗技术水平呈负相关。仁济泌尿在技术层面，通过打造亚专业团队，培养专病青年人才、大力引入新技术，以及自主改良手术方法等举措，切实有效地推进了日间手术的迅速发展。在亚专业团队细分的基础之上，对于青年医师，科室更是鼓励大家做到"专人看专病"。要求每个人必须在完成住院总医师后专攻各亚专业中 1～2 种疾病，或一种疾病的某专项治疗，使自己成为"小专家"。仁济泌尿经过大量的手术实践和经验总结，对多种不同的术式进行了改良和优化，其中部分术式的改良和创新取得了良好的临床效果。此外，还引进各亚专业的新术式，扩充日间手术类型，更好地服务患者。

除了以上三点外，2018 年 6 月起，仁济医院日间手术病房正式上线人工智能 AI 随访助手，可以根据规定问题模板模拟"医师"打电话给患者，随访问题主要包括患者出院后是否有呕吐、疼痛、发热、伤口渗血、感染等情况。人工智能 AI 随访助手可以做到每日无间断、全覆盖随访，每日可完成 400～1000 人次的随访工作，极大地提高了随访效率。此外，AI 随访助手还会对采集到的大量患者随访信息进行统计分析，为临床和科研工作提供有效的数据支持。下一步，AI 随访助手还将进行患者的满意度测评，用于日间手术医疗服务质量的持续科学改进。医院也在开发"医院家庭医师 APP"取代现有的纸质随访小册子，结合"智能随访机器人"搭建日间手术患者出院后随访协作云平台，家庭医师可通过扫描二维码加入协作网络，"医院家庭医师"联动，为患者术后康复保驾护航。

仁济医院日间手术的医疗质量持续保持良好，2015 —2019 年，仁济泌尿日间手术围手术期并发症发生率为 0.6%、二次入院率为 0.14%、死亡率为 2/10 万，均保持在极低水平。

仁济泌尿日间手术模式，有效地降低了费用，缩短了住院时间，提高了患者满意度。而考核模式的调整，也充分调动了医务人员的积极性，促使临床把日间手术做实、做精、做细、做活、做强，使日间手术成为患者及医护人员所青睐的新型医学模式。

二、仁济泌尿日间手术发展背景

2005年3月，仁济泌尿科作为首批试点科室，正式开展日间手术。至2020年，全年仁济泌尿日间手术住院患者达12 744人次，占全年总住院人次的68.15%，且呈逐年递增趋势，5年复合增长率达到16.4%。

仁济泌尿科成功开展日间手术模式，主要基于以下两方面因素，即外在和内在因素。上海交通大学医学院附属仁济医院东院、西院、南院、北院等院区辐射人口范围广泛，具有很强的区位优势。仁济泌尿作为医院传统优势学科、国家卫健委临床重点学科，被列为上海市重点发展的诊疗中心，因此，无论是门诊量、手术量，都位居全国同体量医院的前列，且业务量呈逐年上升趋势。

一方面是巨大的医疗潜能，另一方面却是逐步紧缺的医疗资源。因此，医院床位数的上升无法与业务量上升相匹配。2020年与2005年相比，仁济泌尿门急诊人次翻了3.21倍。2005年开放床位65张，住院人数4120人次，而2020年开放床位100张、住院人数为19 172人次，住院人次翻了4.65倍，床位数仅仅增加了54%。因此，为解决医疗资源客观需求的增长和有限医疗资源的矛盾，解决老百姓看病难、住院难，成为仁济泌尿开展日间手术的外在始动因素。

仁济泌尿成功践行日间手术模式，除了外在因素外，更重要的是进行了一系列的管理制度创新和诊疗技术创新，使日间手术模式得以从制度上落地，成为发展日间手术的内在因素。

1.管理制度创新　仁济泌尿多年来始终秉持以患者利益为首位的理念，以专病为抓手，以亚专业为单位，不断优化学科管理体系，进行管理制度创新。

建立有效的制度，做到对外科手术围手术期的管理，如术前评估、对术后康复进行优化；对于需要进一步综合治疗、内科治疗的患者进行统一的管理和分流，而绝非简单地将日间手术工作进行一刀切。因此，采用新的管理模式显得尤为重要。仁济泌尿通过以下5个方面初步建立日间手术管理模式，在临床上取得了良好的效果。

（1）大门诊、小病房、扁平化管理的诊疗格局：2018—2020年，泌尿科累计完成门诊接诊量106.9万人次，年均接待量达35.6万人次，年复合增长率达8%；科室额定床位100张，3年累计住院人次达55 788人次，年均超过18 000人次，年复合增长率达11%。"大门诊、小病房、扁平化管理"的格局，让仁济泌尿实现了利用有限的床位加快周转，既满足了患者的治疗需求，拓宽了与患者的接触面，又严格把握了住院准入和质量，降低了门诊和住院的费用负担。

仁济泌尿以腔镜中心病区为支点，积极利用医院的平台资源，包括日间手术病房、双日间手术病房、浦西综合病房、日间化疗病房、医联体综合病房，通过医疗助理团队在住院信息登记、病史录入、手术宣教方面进行了统一化的管理，在日间手术患者的住院病房上实现了分流，做到了系统化和个性化相结合，充分利用了人力资源和病房资源。

同时仁济泌尿打破了传统科室由主任带组的"床位割据"模式，将床位管理权下放给低年资主治医师。将床位管理扁平化，科室的床位成为科室公共平台和资源。临床小组进行亚专业化分工，既做到了专病专管，提升医疗质量，又不再以某个具体主任的患者作为床位分配使用的导向，使"压床""占空床"等现象不再出现。

（2）建立一站式服务中心和高效的门诊分诊制度：在大量患者就诊的条件下，如何对患者进行层层分诊，如何对日间手术进行选择和安排，细化就医流程、建立分类转诊规划成了必要课题。仁济泌尿建立了"普通门诊分诊、专病门诊收治、门诊服务中心评估、日间住院、急诊绿色通道处置"的一整套患者分类转诊的制度（图1-1）。

泌尿门诊服务中心是日间手术患者的重要中转站，由科室医疗助理辅助完善术前检查、登记病史，麻醉科进行风险评估，主刀医师负责术前谈话告知；经过严格的筛选和评估，经不同平台的审核通过后，患者可被安排入院手术。

患者来院初诊时，往往较为盲目，不知该如何寻求更为专业的帮助，常跑冤枉路。因此，应将普通门诊作为分诊平台，通过普通门诊将患者引向以疾病为导向的专病门诊，由亚专业医师进行评估和诊治，需要接受日间手术的患者，通过专病门诊进行收治、完善术前检查，减少了患者的术前等待时间。通过高效的门诊转诊机制，让仁济泌尿门诊工作效率和服务能力均得到大幅度提高。

（3）建立完善的日间手术管理信息系统：在诊疗过程中，通过医院信息系统（HIS）搭建的平台，方便各个就诊环节的沟通。门诊系统中采用电子化病历和电子化住院登记系统，将门诊和日间手术预约关联在一起，通过门诊即可登记基本情况、手术信息、选择住院病房、手术间等，并根据医师的能级，开放不同的手术权限，既实现了无纸化办公，又减少了因不同医师字迹不同导致的信息传递误差，并通过平台短

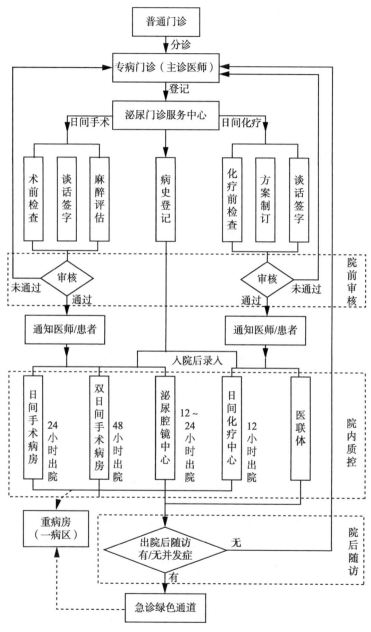

图1-1　仁济泌尿日间住院模式分诊流程

信通知医师和患者。

仁济医院于2013年在全院启用日间管理信息系统，并在2018年初对信息系统进行了升级。日间管理系统包括日间手术病房与日间化疗病房的床位预约，以及住院通知等，并在日间住院中心设立了病房内结账系统，改善了患者的就医体验。日间病房床位开放给全院各个科室，先到先得，系统可显示该日期是否还有空余床位。对于部分半日间病房，同时还设置一定数量的等待床位，可以待前一位患者接受治疗出院后，将床位重新消毒整理，接纳另一位新的半日间患者入院接受治疗（图1-2）。

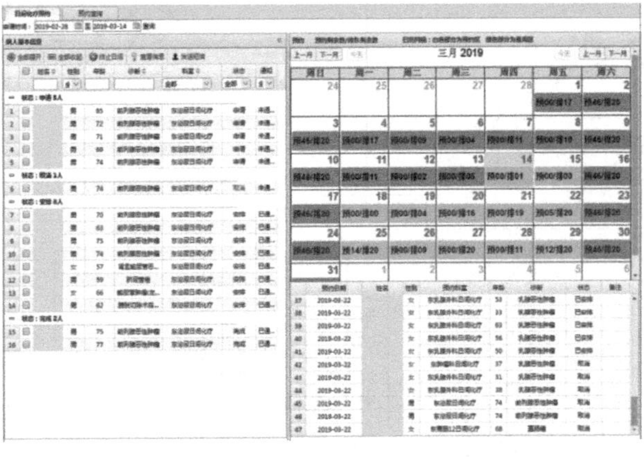

图1-2 日间住院管理系统界面

仁济泌尿创新性地将常见日间手术疾病的入院病史、手术记录、术后病程、出院记录等进行了模板化，患者入院后根据其具体情况，套用模板内容将自动生成个性化的电子病历。床位医师只需对部分内容进行修改，不仅节省了临床医师和医疗助理的文案工作，而且保证了患者信息的精准录入。

（4）设置院前审核、院内质控、院后随访3个质控环节：日间手术的开展势必导致患者总住院时间减少，在各个环节一旦出现问题，尤其是医疗安全问题，及时予以反馈变得尤为重要。对此，仁济泌尿设置了3个医疗安全的质控环节（图1-1）。

1）院前审核：日间手术患者在入院前完善术前检查后，由各亚专业专科医师审核患者入院前相关检查结果是否适合入院治疗；对于需要全身麻醉手术的患者，要通过麻醉科门诊进行风险评估，并完成麻醉的谈话签字。若患者身体情况不适合手术、麻醉，则由医疗助理负责通知患者，并安排预约主诊医师的专病或专家门诊，再行调整其他治疗安排。

2）院内质控：患者入院行日间手术后，若住院期间出现围手术期不良事件（如结石术后重症感染及前列腺、膀胱术后活动性出血等），需要延长住院时间并实施医疗干预，应由主诊医师和带组医师作为负责人、住院总医师协调，将相关患者由日间手术病房转至常规病房，甚至重症监护室，确保患者在住院期间的医疗安全。在患者病情平稳后，方可出院或转至医联体医院进行进一步康复治疗。

3）院后随访：日间手术患者出院后也有严格的随访流程，针对不同的疾病、亚专业，出院后制订系统的随访计划。其中包括自动预约专病门诊、护理门诊；术后24小时随访电话；一旦出现并发症，通过24小时泌尿科急诊绿色通道加以妥善处置，必要时启动再入院机制。以2018年为例，该年仁济泌尿因日间手术后并发症再入院的患者为18人次，再入院率为0.14%。

（5）协调临床医师、护理团队和医疗助理团队的工作：仁济泌尿是全国率先引入医疗助理团队辅助临床医疗工作的科室，全科室共有各类医疗助理18人，包括病区助理、门诊助理和亚专业助理三大类。如果说医护人员是医疗服务链条上的关键节点，那么医疗助理就是串联这些节点之间的纽带。医疗助理辅助完成包括门诊协调、患者宣教、手术登记、病史收集、电话随访等工作。尤其在开展日间手术，需要处理大量事务性工作的情况下，大大降低了医务人员的工作压力。

另外，专病护理门诊的开放和专科护士的培训也成为学科发展进步和日间手术模式开展的重要推动因素。由专科护士开设的护理专病门诊，包括造口护理门诊、伤口护理门诊、尿失禁护理门诊、PICC护理门诊等，为日间手术后的患者提供了专业院外护理建议，同时承担了宣教、疼痛管理、围手术期并发症早期干预等职责，使延续护理成为院外康复的重要理念，为日间手术模式的开展提供了有力保障。

2.诊疗技术创新　在有效的管理制度保障下，诊疗技术的创新，也是仁济泌尿推广日间手术模式的有力保证。仁济泌尿的诊疗理念，已经从"外科"，逐步转化为"专科"；从强调手术治疗，逐步转变为综合治疗、多学科诊疗。从强调"开好刀"到重视"看好病"，将外科手术作为实现治疗疾病的手段和途径。

要将很多复杂的手术日间化，需要在诊疗技术上进行创新，强调综合性治疗，使诊疗技术更加微创化、精细化、人性化；在具体疾病上做到专病化、标准化。泌尿科在技术创新方面，主要解决以下3个问题。

（1）通过标准化管理，制订流程化、规范化治疗方案：日间手术治疗并非一蹴而就的决定，而是经过多年的经验总结和病例积累，并在诊疗过程中不断优化，使之具备日间住院的条件。

以结石手术为例，根据国内多家大型医疗中心的报道，经皮肾镜碎石取石术（PCNL）平均术后住院天数为4.2～11.0天。仁济泌尿2016年PCNL的术后住院天数为3.89天，其中仅有19.9%的PCNL手术采用日间住院模式，54.0%患者术后观察2天出院。但经实践评估后发现，在部分结石负荷较小、梗阻较轻及术中出血、感染风险小的患者中，采用日间手术模式完全可以保证患者安全，不增加再入院率，甚至部分患者术后可做到无管化。因此，在2018年仁济泌尿完成的504例PCNL手术中，有351例采用了日间住院模式，占比高达69.6%。目前，PCNL采用日间模式已经成为仁济泌尿结石手术医师的主要选择。

前列腺穿刺活检是确诊前列腺癌的金标准，传统的局麻下前列腺穿刺一般采用经直肠入路，感染风险较大，而且局麻下患者仍然存在疼痛等不适，就诊体验较差。仁济医院前列腺癌的确诊人数超过千人，手术量以每年25%的速度递增，前列腺穿刺活检变得尤为重要。采用静脉麻醉下经会阴前列腺穿刺活检术，既降低了围手术期感染率，又避免了患者的疼痛，增加了患者接受穿刺活检的意愿，提高了患者术中配合程度，提升了就医体验。该手术安全性较高，仁济泌尿采用半日间住院方式，患者麻醉复苏后留院观察4～6小时后即可出院，住院时间仅半天。诸如此类的半日间住院模式，在一些较为简单的手术或操作中广泛推广，同一床位可提供给当日下一位住院患者；同时，在泌尿腔镜诊疗中心设置了2个专用的手术间，为简单的静脉麻醉手术、内镜下操作和手术提供了平台，日均手术和操作近20台。

并非所有患者都能做到完全的日间化，部分患者需要术后留院观察，而医联体转诊模式可以解决这部分患者住院难的问题，提升日间手术的安全性。更值得强调的是，医联体转诊对患者的分流绝不是患者数量的流失，更不是医疗质量的下降。仁济泌尿通过建立模板化医嘱，把不同医联体的疾病治疗标准化，诊疗费用做到同质化。同时，医联体与专病门诊挂钩，通过双向转诊，保证了仁济泌尿医师制订的治疗与随访方案的落实和患者去向的追踪。

（2）引入新技术，让手术更加微创化、精细化、人性化：仁济泌尿通过引入新技术、新术式，扩充日间手术的类型，给予单一疾病治疗更多优化选择，让手术更加微创。如针对肾结石的手术治疗，2015年5月，仁济泌尿率先引进并开展超细经皮肾镜取石术（UMP），采用13F或11F超细通道，部分患者做到了术后即刻清石和无管化，缩短了住院时间；而输尿管软镜取石则采用经自然孔道进行手术，术中出血风险更小，对于部分患者采用预置双J管的方式，在软镜鞘和取石网篮的辅助下，也可以达到较高的清石率。因此，主刀医师可以根据患者的一般情况及肾结石的大小、部位、嵌顿程度，以及肾和输尿管的解剖特点等综合考虑，选择最佳的术式，做到真正的微创化与个性化相结合。从2016年至今，仁济泌尿已累计开展各类大小规模的结石治疗学习班15次，将理念和技术更好地在行业内进行推广。

从经尿道前列腺电切术（TURP）转变为经尿道钬激光前列腺剜除术（HOLEP），仁济泌尿提出了"三个一"的目标：100g的前列腺1小时之内完成手术，1天内拔除导尿管，术后1天出院。从2013—2016年，HOLEP逐步成为仁济泌尿治疗前列腺增生的主要术式，2014年1月建立了亚洲首个"前列腺钬激光剜除术培训学院"。然而，近年来随着各大医学中心对前列腺增生手术实现日间化，仁济泌尿进一步提出了更加微创化、简易化的解决方案，以面对更加广泛的患者人群，还包括一些更高龄、更高危的患者，这对于术式提出了更高的要求。选择性绿激光前列腺汽化术（PVP）、直出式绿激光前列腺剜除术（GLEP）在小体积或高龄的患者中逐步取代了HOLEP，具有手术时间更短、出血风险更低、尿失禁风险更低、逆行射精发生率低等诸多优势，部分患者可以术后免膀胱冲洗，甚至术后不留置导尿管。对于无法耐受麻醉的高危患者，经尿道前列腺支架置入术、经尿道前列腺球囊扩张术则是更优的选择，不仅避免了麻醉和长时间手术带来的风险，而且解决了患者排尿问题。

经阴道无张力中段尿道吊带术（MUS）是目前国内外最常用的治疗女性压力性尿失禁的术式，手术并发症少，术后恢复快，经多年的实践证实，采用日间手术模式是可行的。自2010年3月仁济泌尿初步尝试MUS术后24小时内拔导尿管出院取得成功后，此术式便正式纳入日间手术管理流程。此后，得益于团队完善的管理模式和手术技巧的不断改良，2019年初仁济泌尿开始尝试MUS术后不留置尿管，并进一步缩短了住院时间，手术当日即可出院，使患者的治疗体验得到了大幅度提升。

（3）建立亚专业团队，让"专病"得到"专治"：目前仁济泌尿拥有肾肿瘤、前列腺肿瘤、膀胱肿瘤、男科、泌尿系结石、前列腺增生、排尿功能障碍及盆底整复、小儿泌尿、肾移植、泌尿急诊共10大亚专业，并组建了以中青年主任或副主任医师为带头人、青年主治医师为骨干的亚专业团队。同时以此为基础，鼓励中青年医师专人看专病，由老专家统领的"狮子王"模式，转变成小专家们遍地开花的"群狼"模式。当医师们术业有专攻时，患者获得的诊疗就会更加专业化、系统化、标准化，更加与时俱进。

在一个单位、一个科室的发展中，人力资源和职能的互补，可以增加科室整体的工作效率。相反，职能的重叠，则会浪费时间和人力成本。亚专业化就是为了在专业知识急剧发展的今天，减少医师在专业领域和职能的重叠，使每一位医师都有专长，都难以替代，各司其职。医联体和专科联盟的发展，可以将集中在某一个医院、某一个科室的优质医疗资源下沉到基层。作为患者，可以通过有效的门诊—住院—医联体的分诊制度，简单快捷地找到与其疾病亚专业相对应的医师，以提高每一位医师和患者获得信息的信噪比；同时还大幅提升了整个系统的运行效率，降低了运行成本，从而让疾病诊疗既做到专病化、标准化，又不失去针对具体患者解决具体问题的个性化。

第2章

* * * * * * * *

围手术期管理流程

第一节　入院前管理流程

入院前准备在整个日间手术的管理与运营中是极为重要的一环，关系到评价日间手术效率的诸多指标，如手术安全与质量、床位周转率、患者满意度等，直接影响到日间手术能否顺利开展。入院前准备应由专业的日间手术治疗团队负责，主要由开展手术的泌尿科医师、麻醉医师、泌尿科专科护士和医疗助理相互协调配合工作。在日间手术工作流程中应减少患者等待时间，优化患者就医体验，充分体现日间手术"快速、高效、经济"的模式特点。为了将入院前准备工作更好地落实和普及，提升日间手术运转效率，切实为患者提供便捷、安全、优质的医疗服务，仁济泌尿从以下几个方面分阶段、分步骤地落实日间手术患者的日间手术前准备工作。

一、日间手术准入标准

仁济泌尿通过多年的临床实践，结合医院规定、医疗卫生制度规范，逐步建立和完善了日间手术的3个准入标准，以下分别阐述。

1.医师准入标准　由于日间手术的特点，门诊接诊医师一般也是该患者的主刀医师，原则上是由该亚专业技术成熟、沟通能力强的专科医师担任。该专科医师应具备相应级别手术操作的资质，相关手术操作技能熟练，已完成一定数量的手术病例，并经科室学术委员会审核认定。同时要求该专科医师熟悉日间手术的各个流程、日间病房及手术间的分配规则、日间手术所需的仪器设备等。

2.病种准入标准　仁济泌尿在参照国家卫健委制定的泌尿科日间手术病种目录的基础上，根据本科室的实际情况，不定期由各亚专业组提出日间手术病种，提交泌尿科学术委员会批准，未批准的病种不得盲目开展日间手术。总体上，仁济泌尿科日间手术病种准入应遵循以下原则，具体各病种的特殊要求详见第4章。

（1）临床诊断明确。

（2）是本科室目前已成熟开展的术式。

（3）原则上手术时间预计不超过2小时。

（4）围手术期出血风险小，无须输血治疗。

（5）气道管理风险小。

（6）术后疼痛可用口服药缓解。

（7）能快速恢复饮食。

（8）不需要特殊术后护理。

（9）48小时内能够达到出院标准。

随着现代外科技术和疼痛控制水平的提高，日间手术的适应范围越来越广。过去对于手术时间有一定限制，但有了现代麻醉技术以后，手术时间已经不再重要。对于日间手术术后的疼痛可以用口服镇痛药来控制或用长效局麻药来延长麻醉时间，并且术中或术后不会有持续的失血，不需要或只需短时间输液治疗。以仁济泌尿日间手术的发展历程来看，确定手术病种准入标准，经历了一个由单一病种到多病种、由简单手术到相对复杂手术的混合高效配置的过程。各单位应根据自身的技术力量、人员配置、医院整体支持力度、开展日间手术经验等情况，分阶段逐步开展推进。

3.患者准入标准　确定日间手术的患者是整个医疗过程中最为重要的环节之一，在很大程度上决定了治疗的成败。日间手术的患者一般要求身体状况较好、没有合并症，或者有病情稳定的慢性疾病。我们从生理标准和心理及家庭标准两个方面充分评估患者是否达到准入标准。

（1）生理标准

1）适合日间手术及麻醉的患者一般应符合下列条件。

①美国麻醉医师协会（ASA）Ⅰ级/Ⅱ级患者；ASA Ⅲ级患者如果并存疾病稳定，且经过严格的术前评估及充分的术前准备，亦可接受日间手术。目前不主张对全身状况尚不稳定的患者安排日间手术。

②年龄。一般建议选择65岁以下的患者。但年龄本身不作为日间手术的独立禁忌因素，高龄患者应结合手术类型、全身情况、合并症严重程度和控制情况、可选的麻醉方式来综合判断，以决定是否适合日间手术。许多高龄患者，或者一些合并有多系统疾病的高危患者，术前经过充分的调整和治疗，稳定后也可行日间手术。目前研究显示，年龄的增长和术前存在的慢性稳定的基础疾病对日间手术术后并发症的发生率并无显著影响。

③预计患者围手术期生理功能变化小或者可控。

④预计患者术后并发症发生率低，特别是呼吸道梗阻、剧烈疼痛及严重恶心、呕吐等影响患者出院的情况。

2）日间手术也存在禁忌证，下列情况不建议行日间手术。

①全身情况不稳定的ASA Ⅲ级/Ⅳ级患者，术后需较长时间的监护和治疗。

②高危婴儿或早产儿，以及患有不稳定的呼吸系统疾病

或心血管系统疾病的患儿。

③估计术中失血风险较大和手术创伤较大的患者。

④因潜在或已并存的疾病可能会导致术中出现严重并发症的患者（如恶性高热家族史、过敏体质者）。

⑤近期出现急性上呼吸道感染未愈、哮喘发作及持续状态患者。

⑥困难气道。

⑦估计术后呼吸功能恢复时间长的病态肥胖或阻塞性睡眠呼吸暂停综合征（obstructive sleep apnea syndrome，OSAS）患者（ASA推荐使用STOP-BANG筛查工具评估是否合并OSAS）。

⑧吸毒、药物滥用者。

⑨心理障碍、精神疾病及不配合的患者。

（2）患者的心理及家庭状况标准：除生理标准外，患者的精神状态、文化程度、认知和接受新知识能力也是能否纳入日间手术的重要考量标准。患者家庭状况的考量是为了确保全麻患者出院后的安全，患者及其家属都应对手术流程和术后护理工作有充分了解，家属能够承担起进一步照顾患者的责任。

1）患者愿意接受日间手术，对手术方式、麻醉方式理解并认可；患者和家属理解围手术期护理内容，愿意并有能力完成出院后照护。

2）患者有联系电话并保持通畅，术后72小时内居住场所距离医院较近，便于随访和应急事件的处理。

二、术前评估与手术方案的制订

日间手术术前评估是保障手术治疗成功的关键，全部在门诊完成。由具备日间手术准入资格的专科医师负责接诊患者，并由日间手术麻醉经验丰富的麻醉医师共同协助完成。门诊专科医师对患者进行初诊、完善检查、明确是否符合日间手术标准后，与患者充分沟通，然后制订明确的手术方案。如果患者还需其他学科会诊，则由接诊医师指导患者到相关学科完成会诊。确定患者纳入日间手术计划的专科治疗团队应全程负责该患者的后续所有治疗和随访工作，门诊确定手术方案的医师应为该手术的主刀医师或手术负责医师。

术前准备要求门诊专科医师按照日间手术中心的规定，对纳入治疗的患者进行各项术前常规检查，询问有无服用手术禁忌药物，指导患者手术前正确服用药物。对患有高血压、糖尿病等慢性疾病的患者仍可照常服药；若患者日常使用抗凝药物，应遵医嘱停用或桥接治疗，确保患者在手术当日符合日间手术的要求，使手术顺利进行。术前准备应当完备且规范，每个亚专业都应针对各自的病种建立一套相对固定、详尽的术前检查规范，便于各门诊医师规范化操作，从而能在繁忙的门诊工作中快捷、完善地管理好每一位日间手术患者，并确保患者所有的术前检查都能在门诊完成。

根据日间病房"快速周转"的特点，泌尿科医师在患者完善检查后，应在门诊制订明确的手术方案，避免患者入院后等待检查和制订手术方案。门诊专科医师根据患者的基本情况、既往病史、体格检查、辅助检查和家庭情况初步评估患者是否适合行日间手术，对确定能够收治的患者，门诊医师开具手术住院通知单，注明"收入日间手术中心"，交由医疗助理协助完成后续流程。

门诊医师确定手术方案后，应对患者及其家属进行日间手术的初步宣教。日间手术患者的术前检查和术前准备提前至入院前，术后护理移至出院后，这对患者和陪护家属提出了更高的要求。让患者及其家属适当了解日间手术中的加速康复理念，有助于其接受日间手术，帮助患者尽快康复。健康宣教主要是向患者及其家属简要介绍日间手术，根据患者的文化水平和理解能力，为其讲解与手术相关的知识，包括手术方式、手术过程、手术时长、相关风险和注意事项等；还应介绍日间手术相对于住院手术更为快速便捷、经济成本低的医疗优势和一站式的优质服务，消除患者对于日间手术的担忧，指导患者接受日间手术治疗。

麻醉评估是整个术前评估的重要组成部分，除局部浸润麻醉外，拟行椎管内麻醉或全身麻醉的日间手术均应由熟悉日间手术的麻醉医师进行术前麻醉评估，必要时进行现场联合泌尿科医师会诊评估。麻醉医师与手术医师应充分知晓患者身体的综合状况，并对术中可能的突发情况有所准备。如果患者存在其他合并疾病（如心脏病、高血压、脑血管疾病、糖尿病等）或特殊身体情况，则应及时邀请相关专科医师会诊，进一步完善相关检查，制订并优化术前治疗方案，确保手术顺利开展。麻醉医师确定患者的麻醉方式符合日间手术要求后，在电子病历系统上登记手术麻醉方式。更为详细的麻醉评估详见第3章麻醉。

三、入院前信息登记与核对

入院前信息登记与核对的主要工作内容是患者完成专科医师评估、制订了手术方案后，向日间手术中心提交住院及手术申请、各类医疗信息核对、日间手术中心再次审核确认、为患者安排手术日程的过程。该过程内容较多，且包含更多的是程序性审核，耗时耗力，而日间手术又有"住院时间短、周转速度快、日患者流量大"等特点，必须在患者入院前做好一切准备工作。仁济泌尿借鉴国外医疗秘书的模式，创造性地提出了"医疗助理模式"。医疗助理的设立，显著提高了日间手术的工作效率和管理效率，释放宝贵的核心医疗资源，同时也为患者提供流畅、简易的就医程序。医疗助理上岗前应由日间手术中心及各亚专业进行培训，要求其具备一定专业知识，能够处理门诊及日间手术管理事宜，具备较强的管理、沟通交流及协调能力，熟悉医院各项规章制度、医疗政策及法规等。

仁济泌尿日间手术可视化流程：患者在门诊完成所有检查项目后，携带日间手术住院通知单、检查结果报告及其他病历资料至泌尿日间手术服务中心，由医疗助理确认患者的检查结果是否齐全、是否符合手术要求。根据病历系统上登记的手术、麻醉信息与住院通知单，医疗助理再次核对患者手术方式及麻醉方式。当有患者不符合手术要求时，如患者检查不合格、存在其他并发症等，医疗助理应及时解释并引导患者返回门诊专科医师处再次评估。在确认患者手术信息无误及相关检查符合手术要求后，医疗助理在病历系统上填写手术申请表，正式向日间手术中心提出手术申请，及时与日间病房联系床位，现场确定患者入院日期。

确认入院手术日期后，医疗助理立即帮助患者及其家属完成入院预约等相关手续，安排患者或家属签署手术知情同意书等医疗文书。入院手续办理尽可能简化，医疗助理应热情、耐心、周到地为患者服务，解答患者疑问，充分体现日间手术快捷、方便、一站式服务的特点。医疗助理需给患者及其家属进行通俗教育及手术宣教，介绍入院时注意事项、住院所需的日常生活必需品、必需的药品携带、近日生活习惯调整及交代手术对患者的要求（如术前1天淋浴洗澡、术前禁食禁水、安排家属陪护等）。医疗助理可通过口头讲解、发放泌尿科各亚专业《日间手术病房患者须知》健康教育手册，帮助患者做好术前准备。此外，医疗助理还应针对具体情况做好每位患者的心理指导工作，减轻患者及其家属的担心、顾虑，缓解患者术前紧张、恐惧情绪，使患者及其家属积极配合工作，保证手术的顺利进行。在医疗助理的所有工作中，不得对患者进行任何诊断、治疗、操作或手术建议。

四、入院对接

入院对接是指医疗助理协助治疗组医师充分知晓患者信息及手术时间、协调日间手术安排、提前通知患者等。此环节需要医疗助理与日间手术中心、专科医师、专科护士共同协作。

医疗助理与患者完成信息核对后，应及时完善患者的病历档案，将基本信息录入系统，以便医护人员随时查询患者状态。根据患者信息填写各亚专业手术《患者数据登记表》，该表主要包括患者基本信息、专科体检、实验室检查、影像学检查等。由医疗助理完成术前信息收集后，交由手术医师记录患者术中情况及术后出院情况，此表主要用于记录患者此次治疗过程的全部信息，归入病历档案系统。

日间手术预约计划和安排应秉承"公平公正"和"双向匹配"的原则，根据实际手术安排进行管理。患者初诊门诊医师即为日间手术主刀医师或手术负责医师，医疗助理应协调好患者的手术日期和手术医师的时间安排，保证医师充分知晓手术日期，避免因会议、外出事务、休假等原因导致日间手术延期或取消。日间病房床位及手术安排由泌尿科日间手术服务中心管理人员统一调配，对日间手术计划进行跟踪管理，临时发生情况变动应及时通知各亚专业医疗助理进行协调并告知手术医师。若遇手术计划无法如期进行，则在第一时间取消手术间占用状态，以便安排其他手术接替进行，避免出现手术间空置，浪费医疗资源。

手术通知包括患者的通知及治疗组的通知。一般在术前1～3天电话及短信或根据门诊确认的时间通知患者或家属，医疗助理核实手术计划并告知当日具体来院时间，再次告知并强调术前相关准备工作，告知患者若有任何病情变化立即与日间手术中心联系，避免因病情变化或缺乏良好沟通导致当日手术延期或取消。若患者病情已发生变化而无法如约手术，医疗助理应及时记录，询问患者手术意愿，与患者共同商定下次预约手术日期；若患者病情变化较大需要接受其他治疗方案，则协助患者预约初诊门诊医师。

医疗助理在核对手术患者名单后，定期与各亚专业治疗组医师汇报患者状态信息，术前1天公示手术日当日的手术安排，将《患者数据登记表》统计汇总后发送给手术医师，便于医师充分知晓患者信息。若当日手术计划出现变化，如患者无法按时入院、患者术前准备不充分、临时需要增加手术数量等，医疗助理应立即通知各亚专业手术医师及专科护士临时调整手术准备计划。

五、日间手术患者入院前管理流程

日间手术患者入院前管理流程见图2-1。

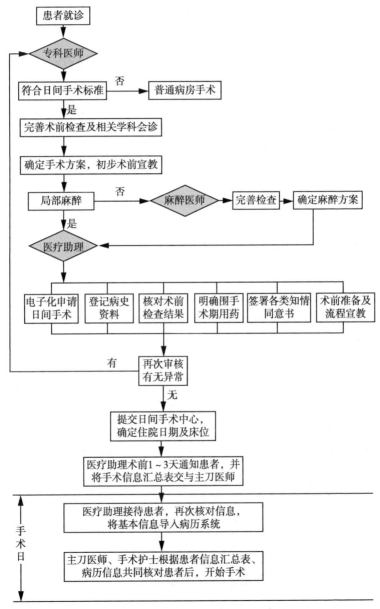

图2-1　日间手术患者入院前管理流程

第二节　住院期间管理流程

一、预入院（术前工作日）管理

1.相关人员（治疗组医师、日间病房和手术室护士、医疗助理）预先在系统内调阅患者资料，熟悉次日入院患者的基本资料，如诊断、既往史、过敏史、麻醉医嘱（注意事项）及检验、影像资料等，为次日工作预先做好准备。手术室护士预先了解患者情况后准备手术设备、器械、工作人员调配等。手术前一日，日间管理系统会自动推送手术医师的手术安排信息。

2.用电话、短信、公众号等多种方式通知患者，根据患者麻醉方式、自身状况、手术时间段先后、日间病房床位、手术设备、器械调配及主刀医师、麻醉医师的时间安排等情况综合考量，按需通知患者禁食、禁饮时间，并分不同时间段入院。在保障手术麻醉安全的前提下尽量使患者禁食、禁饮的时间最短，缓解患者由于禁食、禁饮带来的生理、心理不安情绪。

3.在患者入院后至手术前的等待期间，护士可通过视频、纸版宣教单、口头宣教等多种方式做好入院须知介绍，宣教方式可根据患者不同文化背景及需求进行选择，在沟通中进一步了解患者的社会支持系统情况（如认知能力、依从性、家庭支持度等），为后续工作打好基础。

4.通过多种举措，综合保障医疗安全。

（1）根据患者的不同生理、心理、社会支持等情况合理安排入住的床位，如部分患者需要安排有监护、氧气、负压吸引等设备的床位，集中安排便于观察病情变化。

（2）对部分高龄、行动不便、尿频的患者，安排离卫生间近的床位，方便患者如厕，防止坠床等意外情况发生。对高龄或有基础疾病的患者，尽量提前安排手术。

（3）对患者姓名读音相近、字形相近等容易形成安全隐患的，尽量将患者安排在不同的楼层或同一楼层病房相隔较远的床位，同时医护之间做详尽的交班并随时相互提醒，力求做好细致的保障工作。

（4）同侧手术尽量安排在同一时间段完成，既便于手术安全核对，减少安全隐患，又避免手术设备、器械频繁搬动，节约时间及人力资源。如泌尿系结石手术某日某一时间段尽量安排左侧结石手术，下一时间段或者次日尽量安排右侧结石手术。

（5）对于有药物过敏史及伴有内科重要基础疾病的患者，病历首页要做好明显标识，便于核对及警示。

（6）根据手术设备、器械配置情况，统筹调配及洗消，最大化利用设备、器械及人力资源，合理安排手术顺序。

二、住院（入院日、手术日）管理

1.日间病房在医院"诊间结算信息系统"支持下，病房内即可以办理入院手续。患者按电话及短信通知的具体时间段至日间病房护士台即可，大大减少了患者排队等候时间，提高患者的就医体验。

2.办理好入院手续后护士接待患者，同时通知病房内主管收治新患者的医师，护士收集患者的基本信息资料并及时录入系统。

3.带领患者及其家属熟悉病区环境［如级别护理、逃生通道、入院宣教及疾病相关术前、术中、术后康复宣教等，特别着重介绍加速康复外科（ERAS）理念在本科室的实施情况〕、主管医师及护士等。在宣教中评估患者不同接受程度，有针对性地提供个性化宣教模式，除传统面对面口头宣教外，针对高龄记忆力衰退的患者增加简洁明了的文字版、图片版、动画版、音频、视频等宣教资料，便于患者及其家属记忆及住院短时间内便于掌握。

4.全面评估患者全身情况，如自理能力、跌倒、皮肤、导管、营养、疼痛、深静脉血栓、心理等方面，将评估情况及时反馈给医师并根据医嘱落实各项护理措施。

5.根据护士评估反馈情况，必要时医师至床边进一步采集患者信息后完善病史资料（末次门诊至入院时间段内）。

6.根据医嘱执行术前准备，包括备皮、术中用物、影像资料、术前补液等。

7.按手术计划规范转运、交接手术患者，确保患者安全。执行患者的各类治疗、转运等，全程闭环使用PDA扫描腕带进行双向核对。

8.手术开始前，医师、护士、麻醉医师三方共同认真执行手术安全核查、手术风险评估制度，并认真填写表单。配合手术医师规范、精准、高效完成日间手术。技术与人文护理始终贯穿整个诊疗过程。

9.手术顺利且无特殊及意外情况，返回日间病房后按临床路径执行医嘱。

10.术中如遇特殊及意外情况，及时与日间病房护士沟通，返回日间病房时对术中情况详细进行床边交接班。

11.对于术后观察到有异常情况的患者，"零时差"整理病情实时进展情况，及时与治疗组医师汇报沟通，根据病情发展情况，必要时转至有更先进、齐全的设备及更多医护人力资源配备的相应病区，保障医疗安全。

12.认真、仔细、及时观察患者术后全身情况及耐心倾听患者主诉，如有留置各类导管，则着重强调留置导管时活动的注意事项，减轻患者因留置导管而不敢下床活动的顾虑；充分重视疼痛评估，及时干预，必要时提前预见性使用镇痛药，确保患者在整个住院围手术期始终感觉无痛或仅有能够接受的微痛。

13.再次评估患者及其家属的依从性及接受、认知、能力等，确定居家延续护理的最佳接受者，并落实专科疾病相关宣教及各类伴有疾病的宣教。

14.在观察患者神志清醒、生命体征平稳后，即鼓励患者早期进水、进食，协助并指导患者早期下床活动。

15.出院评估（表2-1和表2-2）通过后，进一步指导居家延续护理及后续复诊注意事项，发放个性化出院告知单，内容包括出院宣教资料、拔管时间、复诊时间、服药方法等。

16.给予患者病房内结算，办理出院手续。

17.床单位终末消毒，为迎接下一位患者入院做好准备。

三、出院前管理

由于手术过程可能存在不确定性，因此，对于术后患者进行出院前评估也是保障日间手术顺利开展的重要方面。

1.出院患者的查房制度　仁济泌尿日间病房的管理采用主治医师带组的模式，在出院前需要进行查房，确保患者安全。与择期手术不同的是，日间手术术后患者的查房需要在术后24小时内完成。

表2-1 PADS评分量表

出院评估	评分
5.4.1 生命体征：生命体征（完全恢复至基础水平）平稳，并且考虑患者的年龄和术前的基线（必须是2分）	
呼吸及意识状况恢复至基础水平，血压和脉搏与术前基线比较变化＜20%	2
呼吸及意识状况未恢复至基础水平，或血压和脉搏与术前基线比＞20%	0
5.4.2 活动能力：患者恢复到术前生理水平	
步态平稳，无头晕或接近术前的水平	2
活动需要帮助	1
不能走动	0
5.4.3 恶心呕吐：患者出院前仅有轻微的症状	
轻度：口服药物可以控制	2
中度：需要使用肌内注射药物	1
重度：需要反复用药	0
5.4.4 疼痛：患者出院前应当无痛或轻微疼痛，疼痛程度为患者可以接受的水平	
疼痛可以通过口服镇痛药物控制，疼痛的部位、类型与术后不适的预期相符	2
可以耐受	1
不能耐受	0
5.4.5 外科性出血：术后出血应当和预期的失血具有一致性	
轻度：不需要更换敷料	2
中度：需要换药≤2次	1
重度：需要换药＞2次	0

满分10分，评分≥9分的患者可以出院

表2-2　日间手术患者出院评估表

患者姓名：_____　性别：□男　□女　年龄：____岁　住院号：_____

患者生命体征平稳，且血压、脉搏与术前基线比较变化＜20%：□是
　□否

患者PADS评分：□≥9分　　□＜9分

是否存在需要延长住院时间的情况：□否
　　　　　　　　　　　　　　　□是，具体原因：

患者是否符合出院标准：

　□否，于20　　年　　月　　日　　时　　分转为常规住院（以下项目忽略）

　□是（继续完成以下内容）

出院后是否需要继续治疗：□否
　　　　　　　　　　　　□是，治疗方案具体见医嘱

是否完成出院指导：□是　　□否

随诊要求：□无特殊

　　　　　□_____天内当地医院随诊

　　　　　□_____天内本院随诊

　　　　　□_____天后本院查询病理结果

随诊电话：

医生签名：　　　　　　时间：20　　年　　月　　日　　时　　分

患方声明：

患者及其家属对以上内容无异议

□自愿出院，理解并配合出院后的治疗方案及随诊要求

□理解，患者需继续住院治疗

患者/家属签名：　　　　　　时间：20　　年　　月　　日　　时　　分

（1）床位住院医师查房：需要对所管日间手术后患者进行查房。查房时应针对所行术式详细询问患者术后恢复情况，核对生命体征，检查各类导管的引流情况，做好体格检查，并认真查阅患者的各种化验检查报告单，分析检查结果；主动征求患者对医疗等方面的意见，向患者或家属解答病情。对于部分术中发生手术方式变更或存在不确定性因素的患者，应着重关注。做好病历记录工作。

（2）带组主治医师查房：要求在出院前对日间手术后患者进行系统查房。听取住院医师和护士的意见；倾听患者的

陈述；了解患者病情变化，征求患者对医疗、护理等方面的意见。对于发生术后并发症或因特殊情况无法出院的患者，向主诊医师进行汇报；对于需要延长住院时间或转病区的患者，及时与住院总进行沟通，协调和安排。

（3）治疗组医师查房：对手术情况与患者进行沟通和告知，对术后治疗和随访进行指导。对于发生术后并发症或因特殊情况无法出院的患者，需要进行必要的医疗处理指导和解释工作。由治疗组医师最终决定患者会诊、出院、转科、随访等工作。

2.出院前量表评估与注意事项　专科医师和责任护士对患者依据PADS评分量表（表2-1）完成打分，满分10分。评分≥9分的患者，结合实际情况完成出院评估（表2-2），符合出院条件者方可办理出院手续；出院前对患者进行出院指导及宣教。对出院后尚需后续治疗者，医师应出具治疗方案，以出院医嘱的形式明确告知患者，出院小结须写明后续的治疗方案（关注术后病理报告、留置导管的处置问题），患者理解并签字确认。

患者住院期间管理流程见图2-2。

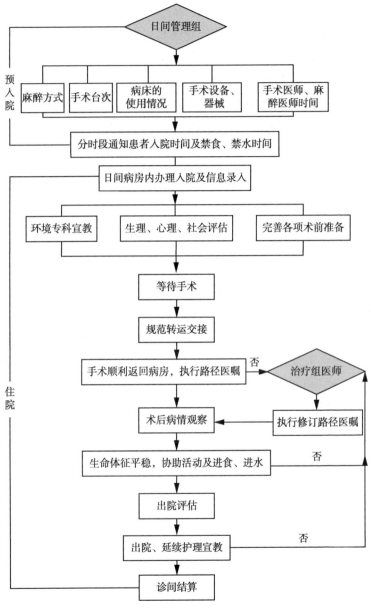

图2-2 患者住院期间管理流程

第三节　　出院后管理流程

由于日间手术患者周转快，尽管出院时医护人员对患者病情进行了评估，在确保其出院安全的情况下，多数患者在手术后24小时内均顺利出院，但仍有部分患者术后可能存在围手术期或远期并发症，影响患者术后的生活质量，需及时进行医疗干预。因此，加强患者安全保障，建立有效的术后随访体系，密切关注日间手术患者出院后的病情转归显得尤为重要。

一、出院随访管理

仁济泌尿充分利用信息化的平台，将快速康复、延续护理的理念融入到术后随访中，建立了一系列完善的术后随访体系。

1.日间手术术后随访的目的

（1）满足患者的医疗需求：对于患者可能存在的围手术期并发症，需要进行延续的观察，如导管的情况、引流液颜色和量有无异常、术后有无疼痛等。因此，及时了解患者出院后的情况，满足患者后续的医疗需求成为术后随访的首要目的。向患者及其家属再次宣教疾病的相关知识和技能，加速患者康复；同时对出现不良事件的患者进行医疗干预，甚至重新收治入院，以便及时处理。此外，对于出院后最终的病理结果也会第一时间告知主刀医师和患者/家属。

（2）提供延续护理、健康咨询服务，向患者及其家属宣教有利于健康的行为和生活方式，增强出院患者的自我护理的保健能力。

（3）满足患者的心理需求：由于知识结构存在差异，有些患者在出院后对日间手术的治疗方法会存在疑惑，对临时出现的情况不认识、不了解，有效的医患随访和沟通能使患者消除恐惧，更好地进行自我康复。

2.日间手术后患者的随访档案　为了更好地对仁济泌尿日间手术出院患者进行出院随访，保证随访信息的规范性、时效性和全面性，需要建立完善的出院随访档案、随访登记本，并制定《仁济泌尿日间患者随访记录单》《仁济泌尿日间患者出院回访率汇总表》等（表2-3，表2-4）。

表2-3　仁济泌尿日间手术患者随访记录单

姓名	电话	手术日期	手术名称	出院日期	随访内容（第一次）	随访者签名	备注	第二次随访
					□体温　□伤口　□饮食 □排尿　□排便　□活动 提醒取　□结合分析 □病理报告 □复诊时间　□拔管时间			
					□体温　□伤口　□饮食 □排尿　□排便　□活动 提醒取　□结合分析 □病理报告 □复诊时间　□拔管时间			
					□体温　□伤口　□饮食 □排尿　□排便　□活动 提醒取　□结合分析 □病理报告 □复诊时间　□拔管时间			

续表

姓名	电话	手术日期	手术名称	出院日期	随访内容（第一次）	随访者签名	备注	第二次随访
					□体温　□伤口　□饮食 □排尿　□排便　□活动 提醒取　□结合分析 □病理报告 □复诊时间　□拔管时间			

拔管种类：T管、负压球、导尿管等

排尿情况：尿失禁、排尿困难、血尿　　　　　排便：便秘、腹泻

√表示随访完成，有问题的请在备注栏内注明

表2-4　仁济泌尿日间手术患者出院回访率汇总表

月份	出院人数	回访数	回访率
1月			
2月			
3月			
4月			
5月			
6月			
7月			
8月			
9月			
10月			
11月			
12月			

　　3.随访人员和时段　出院随访作为科室人性化服务的一个举措，其服务水平的高低对科室的形象和声誉将产生直接

影响。因此，随访人员既要有相关专业医疗知识背景，又要善于倾听及善于引导、沟通，还要恰如其分地做好思想疏导工作。我科自2008年以病区或亚专业为单元设置了随访医疗助理，协助医师从事仁济泌尿日间手术患者的出院随访工作。由各亚专业对随访医疗助理进行培训，内容包括电话随访要点、服务态度培训等，并保证随访人员的稳定性、专业性。

随访医疗助理利用患者及其家属相对空闲的时段进行随访，可以降低失访率，同时为临床医师提供了宝贵的临床信息、数据。

4.随访方式

（1）电话随访：电话随访是最基本，也是最便利的随访手段，仁济泌尿日间手术的患者，100%接受了电话随访。随访人员在日间手术患者出院后的不同时间段，通过患者的电话号码联系患者，了解其出院后的情况。近年来随着人工智能技术的日趋成熟，仁济泌尿也在开发和尝试将电话随访的内容通过人工智能采集，未来将会降低人力成本，提高随访效率。

（2）网络随访：随着互联网技术的广泛普及，移动医疗客户端网络平台成为医师与患者交互的有效手段。部分移动医疗的APP具有建立患者健康档案、批量随访等诸多实用的功能，同时配备了医疗小助手进行协助访视。因此，网络随访也成为日间手术术后随访的重要手段，尤其是对于一些年轻、基本不需要回院复诊的小手术、小操作患者，网络随访可以打破时间和空间限制，成为更加有效的随访方式。

（3）门诊随访：对于需要进行延续治疗的患者，门诊随访是最有效的随访方式。随访时可以进行检查、检验，如确定结石的排出率、导管的位置、早期明确肿瘤的进展和复发，并制订下一步治疗方案。部分日间手术后存在近期或远期并发症的患者，也需要通过门诊随访进行医疗干预。

5.随访要点 虽然日间手术术后并发症的发生率非常低，但我们仍应让患者对这些异常情况有适当的了解，并关注术后病理报告、留置导管的处置等问题。根据仁济泌尿日间手术总结出了相关随访的要点（表2-5）。

表2-5 各类手术随访要点

1.经输尿管镜碎石术/置管/换管/输尿管镜下球囊扩张术

☑ 体温 ☑ 饮食 ☑ 排尿 ☑ 排便 ☑ 活动 ☑ 疼痛 ☑ 结石分析 ☑ 复诊时间 或包含☑ 拔换管时间

2. UMP/PCNL

☑ 体温 ☑ 饮水 ☑ 排尿 ☑ 排便 ☑ 活动 ☑ 疼痛 ☑ 伤口/拆线 ☑ 结石分析 ☑ 复诊时间 或包含☑ 拔换管时间

3. MUS

☑ 体温 ☑ 饮水 ☑ 排尿 ☑ 活动 ☑ 疼痛 ☑ 复诊时间

4.输尿管镜检查术/输尿管软镜检查术

☑ 体温 ☑ 饮水 ☑ 排尿 ☑ 活动 ☑ 疼痛 ☑ 病理报告 ☑ 复诊时间

5. TUBRT/CYSTO＋铥激光活检术

☑ 体温 ☑ 饮水 ☑ 排尿 ☑ 活动 ☑ 疼痛 ☑ 禁止服用活血药物 ☑ 病理报告 ☑ 复诊时间 或包含☑ 拔管时间

6. HOLEP/PVP

☑ 体温 ☑ 饮水 ☑ 排尿 ☑ 活动 ☑ 疼痛 ☑ 病理报告 ☑ 复诊时间 或包含☑ 拔换管时间

7.前列腺穿刺活检术

☑ 体温 ☑ 饮水 ☑ 排尿 ☑ 活动 ☑ 疼痛 ☑ 恶心/呕吐 ☑ 服用抗生素 ☑ 病理报告 ☑ 复诊时间

拔管种类：双J管、负压球、导尿管等
排尿情况：尿失禁、排尿困难、血尿、憋尿等
排便：便秘、腹泻等

UMP. 超微通道经皮肾镜碎石取石术；PCNL. 经皮肾镜碎石取石术；MUS. 经阴道无张力中段尿道吊带术；TURBT. 经尿道膀胱肿瘤电切术；CYSTO. 膀胱镜检查术；HOLEP. 经尿道钬激光前列腺剜除术；PVP. 选择性绿激光前列腺汽化术

6.随访沟通技巧　随访人员要语言亲切、态度诚恳，耐心倾听患者的讲述，不要用厌烦的语气打断患者，要让患者感觉到真诚和耐心。也有一些患者由于受病情的困扰，情绪烦躁，偶有粗话出口，随访人员切不可用同样的恶性言语反击，应多体谅患者，并给予适当的安慰和劝导。

把握随访时间，尽量避开用餐和休息时间。要考虑到方便患者，提高随访成功率，有利于获得准确的信息。

随访前的准备工作对于完成一次成功的随访是非常重要的，只有对患者情况有了充分的了解，才能与患者进行有效的交流，才能从患者那里获得准确的反馈意见。

对于患者存在的健康问题，应根据问题的性质按医疗常规给予指导，对于没有把握的治疗及问题应指导患者去找相关的专家诊治并提供联系方式，或者了解后再予以答复。对于抱怨或投诉电话，要认真倾听，不与对方争执，耐心解释。

电话随访的主要目的是给患者带去医院的问候，而非远程的医疗。回答患者医疗上的问题需慎重，避免简单地判断和随意指导，要把握好医疗安全的尺度。

二、延续护理体系

延续护理起源于宾夕法尼亚护理学院1981年开始的一项为提前出院易感患者提供出院后家庭随访的研究。延续护理是通过一系列的行动设计，以确保患者在不同的健康照护场所（如从医院到家庭）及同一健康照护场所（如医院的不同科室）收到不同水平的协作性与连续性的照护，通常是指从医院到家庭的延续，包括由医院制订的出院计划、转诊、患者回归家庭或社区后的持续随访与指导。

伴随着新技术的发展，无论是手术方式改进带来的更快的疾病诊疗效率，还是通讯水平的进步，延续护理也具备了更多方式和途径，是以护理人员为核心，借助于邮件、电话、网络、人工智能等现代通讯技术对患者进行后续的灵活、个体化、系统化的新型护理方式。对于日间手术的患者，延续护理改变了传统意义上将护理地点仅限于医院的弊端，将患者的护理延续到出院后，降低了再入院率，节省了医疗费用，方便了患者的人性化护理，更极大地促进了患者健康的恢复，提高了临床护理效果。延续护理还可以通过护理人员与患者的沟通，改善患者症状，改善患者的心理状态，消除心理障碍，改善预后，提高生活质量。延续护理的开展主要通过以下几个方面。

1. 护理门诊的建立

（1）造口与伤口门诊：加速康复理念下的仁济泌尿住院时间大幅度缩短，患者常未拆线并带管出院。2008年仁济泌尿率先在全院开展首个造口专科护理门诊，让有伤口、造口的患者可以通过造口与伤口门诊进行延续护理治疗。配备国际造口师1人，并建立伤口、造口护理团队。对于需要术后拆线、拔管的患者，在经过临床医师评估后，通过护理门诊进行拆线、拔管。

（2）尿失禁护理门诊：随着男性前列腺增生、女性压力性尿失禁、间质性膀胱炎等相关日间手术的大量开展。对于尿失禁延续护理的需求如日剧增，因此，我科于2015年增设了尿失禁护理门诊。让存在尿失禁专科问题的患者在出院后得到专业、连续的照护。门诊除常规的临床护理外，还具有了家庭护理指导和日常生活管理的重要服务功能。

（3）PICC和输液港门诊：外周静脉植入中心静脉导管（PICC），是一项广泛开展的护理新技术，近年来引入我国，具有操作创伤小、保存时间长、并发症少等特点，由护士单独操作。静脉输液港是完全植入皮下的血管通道系统，能够建立一个长期、稳定的深静脉通道，避免了反复外周静脉穿刺，非常适合晚期恶性肿瘤患者的静脉治疗；具有无伤口、日常生活不受限制、无须换药等优点，特别是夏季能维护患者的良好形象，而且静脉输液港在非治疗期间只需4周冲管1次，若无并发症发生，无须取出，可长期使用3～5年或永久使用。

对于需要进行日间化疗的患者，日常进行深静脉导管的护理是患者的必要需求。因此，仁济医院开设了PICC和输液港护理门诊，面向全院，方便患者进行PICC导管的置入和取出。此门诊除了进行导管冲管等日常维护外，还能及时治疗各类导管相关并发症，延长了导管使用时间。

2. 院外护理与上门服务　2018年6月，国家卫健委联合发展和改革委员会、教育部、民政部、财政部等11部门印发了《关于促进护理服务业改革与发展的指导意见》，增加护理服务供给，推动护理服务业快速发展。2018年7月，印发了《互联网诊疗管理办法（试行）》等3个文件，进一步规范互联网诊疗行为，保证医疗质量和医疗安全。据国家统计局统计，截至2017年底，我国60岁及以上人口数为2.4亿人，占总人口的17.3%；我国患有慢性病的老年人有1.5亿，占老年人总数的65%，失能、半失能的老年人4000万左右。随着失能、高龄、空巢老人的增多，使很多带病生存的老年人对上门护理服务需求激增。

通过护理联合体（简称护联体）的建设，实现优质护理服务下沉，通过培训、指导、帮带、远程等方式，遵循"管理延续、关系延续"的理念，将仁济泌尿的优质资源向二级医院、社区辐射，让伤口、造口和尿失禁患者就近即可获得经济、有效、安全的延续性专科护理，逐步实现医院—社区—上门专科护理同质化，形成良好的医院—社区—家庭三元联动，避免出院后服务脱节，提高居家患者的管理效率，为患者提供上门护理、居家护理指导等服务。

三、术后应急绿色通道

随着仁济泌尿日间手术的大量开展，部分患者出院后仍存在各种不适甚至出现并发症的可能。因此，建立有效的急诊绿色通道，让患者得到及时救治，成为日间手术顺利开展的重要保障。工作流程为出院前健康宣教→签署出院小结→出院→急诊绿色通道（并发症）→再入院。建立有效急诊绿色通道主要通过以下几个方面。

1.急诊现场的快速反应　不同于大多数医疗机构，仁济泌尿建立了独立于外科急诊的泌尿科急诊，并派驻高年资住院医师以上的专科医师24小时诊间坐诊。因此，对于出现病情危重症的患者，医师可以直接联系手术主诊医师，第一时间掌握患者的信息、病情变化，完成即刻快速接诊、快速评估、快速开具检查或作出相应处理。

2.人员配置　基于科室泌尿急诊亚专业，配备各级医师组成日间术后应急绿色通道团队。仁济泌尿建立了急诊一线班、住院总、二线主治班、主任备班/急诊亚专业主任的一系列责任制度。对于救治存在难度的患者进行逐级上报，给出综合性的最佳治疗方案。

（1）2名一线值班医师24小时常驻急诊诊室，对日间术后的患者快速接诊，可以随时急诊处置；保持电话通讯通畅，回答患者关注或发生的病情变化；按照医疗原则、仁济泌尿手术并发症预防与处理原则，对相关病情作出即刻处理，并严密观察病情变化。

（2）对Ⅱ、Ⅲ级以上并发症，需要获得住院总或主诊医师处置许可与指导。住院总及以上等级医师对Ⅲ级以上的并发症，随时提供技术支持与治疗方案选择的指导。

（3）日间手术室、急诊手术室、外科监护室等也建立了相应的泌尿科日间手术患者再入院的处理流程，对于需要二次手术处理的患者，开设绿色通道。

3.硬件保障　包括日间手术室在内的医院手术室都可即刻联系，对急诊患者进行相应处理。日间手术室配置了有X光透视设备的一体化手术床；大外科手术室是有CT、磁共振、介入在内的综合手术室。

常规配备包括输尿管镜、电切镜、超声、肾膀胱造瘘组件、支架管等各种泌尿科手术相关器械。

日间手术中心有3个楼面，近100张床位可供调配安排，留观床位也可以常规安排急诊；Ⅲb以上的患者可能会安排到大外科手术室、病房，甚至监护病房。

4.应急流程　术后并发症分级评估。Clavien-Dindo外科手术并发症分级是目前国际上最常用的手术并发症评估方法。

Ⅰ级：术后出现不需要药物、外科、内镜，以及放射介入治疗的并发症，但可接受的医学处理包括止吐药、解热药、镇痛药、利尿药、电解质及物理疗法，同样包括在床边打开的切口感染。

Ⅱ级：需要药物治疗，但不包括Ⅰ级并发症用药的患者，切口感染需要抗生素治疗，输血和全肠外营养包括在内。

Ⅲ级：需要外科、内镜、放射介入治疗。

Ⅲa级：干预不需要全身麻醉。

Ⅲb级：干预需要全身麻醉。

Ⅳ级：威胁生命的并发症，包括中枢神经系统并发症（如脑出血、蛛网膜下腔出血、缺血性脑卒中），但不包括一过性脑缺血发作（TIA）Ⅰ，需要IC（间断监护）或入住重症监护病房（ICU）处理。

Ⅳa级：单个器官功能不全（包括需要透析）。

Ⅳb级：多个脏器功能不全。

Ⅴ级：死亡。

5.绿色通道流程　　该通道的流程是基于仁济泌尿急诊亚专业团队的常规制度而建立。

（1）应急绿色通道一线值班医师对患者病情详细评估，对照外科术后并发症分级，Ⅱ级以上均需汇报当日上级医师。

（2）住院总等上级医师对处理做出评判与建议，必要时需亲自再次察看患者，对病情再次评估。

（3）Ⅲ级及以上并发症都需要联系主刀医师，落实科室主刀负责制的原则。

（4）Ⅳ级及以上并发症或处理方案具有争议时，需汇报当日主任备班。

（5）有医疗纠纷隐患的、处理具有极大医疗风险的、医疗资源调配困难的，及时上报医务部或行政总值班备案或协调处理。

（6）根据医院、科室对医务人员认定的手术资质级别，安排有经验的医师完成手术处理。仁济泌尿主编的《泌尿科并发症预防与处理》（上海科学技术出版社，2014年）是日间手术术后并发症处理的重要依据。

6.反馈与改进　　泌尿科亚专业急诊每个月形成月报，对日间手术术后各类并发症进行统计、归类，及时反馈到相关医师、专业组、科室；Ⅲb以上的并发症均需组织学习讨论，分析总结经验、教训，提出预防、改进的措施；对照相关手术，定期组织专题业务学习，提高认识，改进绿色通道制度、流程；对非泌尿科手术相关并发症，邀请相关科室共同业务学习，提高预防与诊治水平。

四、日间手术出院患者管理流程

日间手术出院患者管理流程见图2-3。

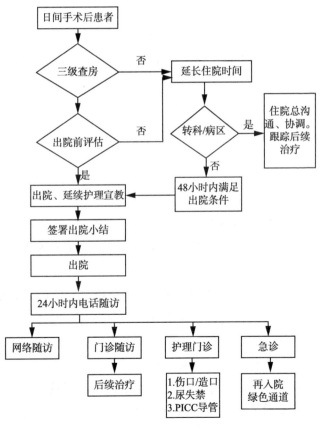

图2-3 日间手术出院患者管理流程

第3章

****

麻　醉

第一节　日间手术麻醉前评估

一、日间手术麻醉前评估流程

麻醉前评估是麻醉医师在手术前根据患者病史、体格检查、实验室检查与特殊检查结果等对患者整体状况做出评估，制订麻醉和围手术期管理方案的过程。麻醉前评估为手术风险分级、麻醉手术管理和优化风险提供了可靠依据。日间手术患者在实施麻醉前要经过两次评估，即手术前在麻醉科门诊进行评估和手术当日再次进行麻醉前评估。麻醉科应当设立麻醉科门诊，为患者提供术前准备指导、麻醉风险评估、麻醉预约、麻醉准备、实施麻醉和生命体征观察等，以及为实施麻醉后患者提供术后随访、恢复指导等。麻醉科门诊通常由高年资主治医师以上资质的麻醉科医师出诊。

麻醉医师与患者接触时间短，要对众多患者的全身情况做出正确评估比较困难，日间手术患者术前需到麻醉科门诊就诊，进行麻醉前风险评估和完善术前准备，对每一位患者进行个体化的决策，特别是术前有严重并存疾病或检查结果提示明显异常者，需进一步完善相关检查，必要时请相关科室会诊给予诊治意见或建议，按常规手术流程进行。合并症控制不理想的患者，通过调整治疗方式和药物剂量、完善术前准备，仍可赢得日间手术机会。麻醉科门诊进行麻醉前评估的目的是处理好患者合并的术前问题，最大程度地减少手术取消的数量和并发症的发生。

日间手术当日，麻醉医师应于麻醉开始前与患者进行面对面直接沟通，再次评估患者是否适合进行日间手术。除了常规询问病史及体检，应特别注意有无新发的疾病或慢性疾病急性发作，如急性上呼吸道感染、不明原因的胸痛、哮喘急性发作等。

二、日间手术麻醉前评估的基本内容

麻醉前评估内容主要包括3个方面，即：①获得有关病史、体格检查和化验结果及特殊检查的结果；②拟施行的手术情况；③处方药和非处方药的使用情况。根据所获资料，分析患者病理、生理情况，对其进行术前评估。根据评估结果，与患者沟通，介绍合适的麻醉方式和麻醉注意事项。具体评估内容参照传统住院手术患者的麻醉前评估内容。对于日间手术麻醉前评估，尤其是要注意辨别出患者术中、术后可能出现的特殊麻醉问题，包括困难气道、心脏病、呼吸系统疾病、恶性高热易感者、过敏体质、病态肥胖、血液系统疾病，以及胃肠反流性疾病等。完成评估后，麻醉医师向患者和患者家属交代病情、麻醉方式和麻醉风险及必要的术前准备措施，如术前禁饮、禁食时间及签署麻醉同意书等。使患者在行日间手术前对麻醉有初步了解，减少对麻醉和手术的恐惧感及不必要的担心。

1.获取病史　麻醉前对病情的评估首要的是获得足够的病史，包括现病史、个人史、既往史、过敏史、手术麻醉史、吸烟饮酒史，以及药物应用史等，重点是外科疾病和手术情况及并存的内科疾病和治疗情况。外科情况要了解拟行外科手术的目的、部位、切口、难易程度、预计出血量和危险程度，以及是否适合行日间手术、有既往手术史者手术间隔时间和有无相关后遗症，有助于判断再次手术的难度。内科情况要明确并存的内科疾病及严重程度，以及近期的检查结果、治疗情况及具体服药史，决定是否需要进一步做有关的实验室检查和特殊功能测定。必要时建议患者到相应专科门诊就诊，协助内科疾病的治疗和器官功能状态的评估，商讨进一步的手术准备措施、最佳日间手术时机或改常规住院手术。

2.体格检查　体格检查仍不容忽视，基本的术前体格检查应包括全面的肺部和心血管系统体检，以及与患者病史相关的体格检查。麻醉医师应该考虑与围手术期重大风险相关的诊断，掌握可能支持这些诊断的体格检查结果。可以考虑为特定患者做更为全面的术前体检项目，见表3-1。值得注意的是，所有的日间手术患者都应在麻醉门诊或术前即刻进行气道评估，对可疑困难气道患者提示需要更多的麻醉前准备，防止困难气道患者进入日间手术流程。警惕提示相关疾病的体格检查证据，如心力衰竭、严重心脏瓣膜病、心律失常、严重肝病、肾上腺皮质功能不全等，必要时考虑延期日间手术或改常规住院手术。

表3-1　术前体格检查

体格检查名称	具体内容
生命体征	血压、心率、氧饱和度、呼吸频率等
一般情况	整体表现
皮肤	色泽、弹性、异常表现

续表

体格检查名称	具体内容
耳/鼻/喉/眼/口	瞳孔、黄疸、结膜苍白、口咽病变、牙列等，重点进行气道检查
心血管系统	心脏常规视诊、触诊、听诊，特别关注心尖搏动、心音、杂音、奔马律，评估外周水肿、颈静脉充盈情况
呼吸系统	异常的呼吸动作，常规听诊（湿啰音、干啰音、喘鸣音），发绀及杵状指
胃肠	常规视诊、触诊、听诊，特别关注既往手术瘢痕等
泌尿生殖系统	有明确病史或手术指征时考虑
肌肉骨骼	肌肉张力、对称性、是否萎缩、脊柱
血液/淋巴系统	苍白、瘀斑、瘀点，特定患者检查淋巴结
神经系统	定向力，关注老年患者的记忆和认知，卒中或颅内其他疾病患者的相关神经功能检查
精神心理	情绪、心理变化等

3.术前检查　目前日间手术的术前检查没有统一指南，所要求的常规检查内容沿用普通手术的基本标准，包括胸部X线片、心电图、血常规、生化检测（血清钠、钾、氯、碳酸氢盐、葡萄糖和血尿素氮等）和凝血功能（凝血酶原时间、部分凝血活酶时间）。术前检查应该基于患者的并存病（身体状态）、手术类型（手术风险）和在病史/体格检查时所发现的病情变化问题进行部分有选择性的检查。适当的检查获益和医疗费用花费之间如何取得平衡也没有达成共识，但是，已有很多研究表明，日间手术的术前常规检查项目意义不大。研究显示，近50%的患者所做的常规术前检查没有明确的适应证。在一项近20 000例行择期小手术患者的研究中，随机分为没有检查组和一个标准检查组，包括心电图、全血细胞

检查、电解质、尿素氮、肌酐和葡萄糖，结果两组之间术中并发症无差异，不适当的术前检查可能会导致手术不必要的延误。当术前检查可能会影响手术时机时，患者、外科医师、麻醉医师可能需要良好的沟通。

麻醉门诊前完成血、尿、粪便三大常规化验、血生化检查（肝、肾功能等）、凝血功能检查、心电图及感染性疾病方面的检查［病毒性肝炎、人类免疫缺陷病毒（HIV）等］，对合并内科疾病患者，可根据病情进一步行胸部X线检查、肺功能测定、动脉血气分析、心脏的特殊检查等，这样有助于麻醉医师全面充分的了解患者的病情，以便做出正确的术前评估，增加手术和麻醉的安全性。若检查后患者病情发生变化，则建议术前复查能反映病情变化的相关检查项目。对于有并存疾病的患者，在仔细评估病情的基础上安排合理的术前准备，必要时和相关学科医师共同制订术前准备方案并选择合适的手术时机，增加患者对麻醉手术的耐受性和安全性。

4.进行麻醉和手术风险评估　根据所获得的资料（病史、体格检查、化验结果、特殊检查等），分析患者病理、生理情况，对其进行麻醉前评估。美国麻醉医师协会（ASA）将患者的健康状态分为6级，ASA I～Ⅱ级患者行日间手术一般麻醉耐受良好，麻醉经过平稳；ASA Ⅲ级患者麻醉有一定的风险，但行日间手术并不是绝对禁忌，还需考虑并存疾病的控制情况、手术大小、麻醉方式等，如果其并存疾病稳定，且经过严格的术前评估及充分的术前准备，仍可接受日间手术。美国麻醉医师协会健康状态分级（ASA Physical Status Classification System）如下。

1级：体格健康，发育营养良好，各器官功能正常。围手术期死亡率0.06%～0.08%。

2级：除外科疾病外，有轻度并存疾病，功能代偿健全。

围手术期死亡率0.27% ～ 0.40%。

3级：并存疾病病情严重，体力活动受限，但尚能应对日常活动。围手术期死亡率1.82% ～ 4.30%。

4级：并存疾病严重，丧失日常活动能力，经常面临生命威胁。围手术期死亡率7.80% ～ 23.0%。

5级：无论手术与否，生命难以维持24小时的濒死患者。围手术期死亡率9.40% ～ 50.7%。

6级：确诊为脑死亡，其器官拟用于器官移植手术。

总之，根据评估结果，结合术式、患者意愿和快速康复理念，制订合适的麻醉方案。

三、麻醉前病情评估方法

经验丰富的麻醉医师能迅速抓住患者病情要点，做出基本的麻醉前评估判断，包括患者的全身情况、有无合并症及严重程度和治疗情况、重要的脏器功能状态及外科手术特点。

1.全身情况

（1）全身状态检查：是对患者全身健康状态的概括性观察，包括性别、年龄、生命体征、发育、营养、意识、面容表情、体位、姿势、步态、精神状态和器官功能的综合评估。日间手术患者多数为能配合的、健康状况良好的患者，应注意观察其发育、营养、体重等。

（2）体重：体重指数（body mass index，BMI）是世界公认的一种评定肥胖程度的分级方法，与单纯体重评估相比，BMI用于评估因超重而面临高血压、心脏病风险的准确性提高，并预示气道问题可能。体重指数（BMI）＝体重（kg）÷身高的平方（m^2）。中国人BMI正常值为18.5 ～ 23.9kg/m^2，BMI 24 ～ 27.9kg/m^2为超重，BMI大于或等于28kg/m^2为肥胖。

日间手术患者如为超重、肥胖甚至病态肥胖，要进一步评估气道问题，是否存在紧急气道可能，同时肥胖使肺-胸顺应性降低及肺活量、深吸气量和功能余气量减少，麻醉后易并发肺部感染和肺不张等，可能增加住院时间。超重和肥胖也是脑卒中和冠心病发病的独立危险因素，应予以认真对待。肥胖并不是日间手术的禁忌证，还需考虑所行手术的大小，必要时考虑区域麻醉技术，减少麻醉对心肺功能的影响，加速康复。

体重过轻者麻醉药剂量需适当减少。营养不良患者对麻醉和手术的耐受力降低。成人血红蛋白不宜低于80g/L，血细胞比容保持在0.30～0.35将有利于氧的释放。同时，基础代谢率（basal metabolic rate，BMR）异常可明显影响患者对麻醉的耐受性。BMR可用Gale公式粗略计算，BMR（%）=（脉率+脉压）- 111，正常值为-10%～+10%。

（3）体能状态：以代谢当量（metabolic equivalent of energy，METs）评估体力活动能力。代谢当量是指运动时代谢率对安静时代谢率的倍数，1个代谢当量是指每千克体重，从事1分钟活动消耗3.5ml的氧，其活动强度称为1MET，相当于健康成人坐位安静代谢的水平。代谢当量＞10 METs为优秀体能状态；7～10METs为体能状态良好；4～7METs为体能状态为中等；＜4METs为体能状态差。不同活动能量消耗估计列举如下：1MET能简单的生活自理，室内行走，平地上以3.2～4.8km/h行走一两个街区。4METs能做扫垃圾等轻度家务，能步行上一层楼或爬小山坡，平地上以4～6.4km/h行走，跑一小段路；能做重体力活，如擦洗地板、抬挪较重家具；能参加运动量适中的娱乐活动，如滚木球、跳舞、双人网球、扔足球或棒球。＞10METs能参加游泳、网球单打、踢足球、打篮球、滑冰等大强度的运动。代谢当量的临床意义：＞7METs者体能良好，可耐受手术与麻醉；＜4METs者体能较差，手术与麻醉有一定危险性。

2.心血管风险的评估　心血管疾病因其高发病率、高致死率，成为世界范围内最大的疾病负担。心血管疾病患者行非心脏手术的年手术量逐年增加，随着日间手术模式日益成熟，这类心脏情况相对稳定的患者行日间手术的比例也会增加。与麻醉风险相关的主要是心功能状态及某些特别的危险因素，如不稳定型心绞痛、近期心肌梗死（6个月内）、致命性心律失常等。术前心功能良好往往提示患者有较强的代偿能力和对手术麻醉的承受能力。

（1）心功能的测定：心脏功能的评定在围麻醉期具有重要的价值。测定心功能的方法很多，无创伤性检查使用较多。根据心脏对运动量的耐受程度而进行心功能分级，简单实用。

纽约心脏病协会心功能分级（NYHA心功能分级）简便易行，几十年来仍为临床医师所用，但其缺点在于仅凭患者主观陈述，有时症状与客观检查存在较大差距，同时患者个体间也有一定差异。NYHA心功能分级将心功能分为4级，见表3-2。

表3-2　NYHA心功能分级与麻醉风险

级别	功能状态	客观评价	麻醉耐受力
Ⅰ级	体力活动不受限制，一般的体力活动后无过度疲劳感，无心悸、呼吸困难或心绞痛	A级：无心血管疾病的客观证据	心功能正常，麻醉耐受力好
Ⅱ级	体力活动稍受限制，休息时感觉舒适，一般的体力活动会引起疲劳、心悸、呼吸困难或心绞痛	B级：有轻度心血管疾病的客观证据	心功能较差。处理恰当，麻醉耐受力仍好

级别	功能状态	客观评价	麻醉耐受力
Ⅲ级	体力活动明显受限，休息时感觉舒适，但轻的体力活动可引起疲劳、心悸、呼吸困难或心绞痛	C级：有中度心血管疾病的客观证据	心功能不全。麻醉前要准备充分，麻醉中避免任何心脏负担增加
Ⅳ级	不能从事任何体力活动，休息时亦有充血性心力衰竭或心绞痛症状，任何人体力活动后加重	D级：有重度心血管疾病的客观证据	心力衰竭。麻醉耐受力极差，择期手术必须推迟

心功能Ⅱ级患者，一般能耐受日间手术；心功能Ⅱ～Ⅲ级患者，要结合其心血管疾病病变的性质、程度、治疗情况、要做的手术类型特点及可选的麻醉方式综合评估，尽可能稳定心功能，选用对其生理影响较小的麻醉方式及围手术期处理措施。

多种心脏危险指数用于评估围手术期心脏风险，包括基本病史、体格检查和实验室检查的Goldman心脏危险指数、Detsky心脏指数和改良的Detsky心脏指数，对围手术期心脏风险具有一定的预见价值。Goldman等提出的多因素心脏危险指数（cardiac risk index，CRI）共计9项，累计53分，见表3-3。Goldman心脏危险指数已在临床应用40年，主要用于评估40岁以上患者，术前评估围手术期患者的危险性、心脏并发症和死亡率。

Goldman心脏危险指数评估累计53分，按积分多少分为4级，0～5分为Ⅰ级，6～12分为Ⅱ级，13～25分为Ⅲ级，≥26分为Ⅳ级，其中全身情况、心律失常、心力衰竭等经过积极的术前准备和治疗可以得到纠正，可使麻醉和手术的风险降低。Goldman心脏危险指数与上述心功能分级相关，见表3-4。

表3-3 Goldman心脏危险指数评估

评价项目	分值
病史	
年龄大于70岁	5分
6个月内发生过心肌梗死	10分
心电图（ECG）	
室性期前收缩＞5次/分	7分
非窦性心律或房性期前收缩	7分
心脏检查	
术前有充血性心力衰竭体征，如奔马律、颈静脉压增高	11分
主动脉瓣显著狭窄	3分
实施手术	
急诊手术	4分
胸、腹腔或主动脉手术	3分
全身情况差	3分
$PaO_2 < 60mmHg$，$PaCO_2 > 49mmHg$	
血清$K^+ < 3mmol/L$，$HCO_3^- < 20mmol/L$	
尿素＞7.5mmol/L，肌酐＞270μmol/L	
谷丙转氨酶（SGOT）异常，慢性肝病	

表3-4 Goldman心脏危险指数与心功能分级、死亡率的关系

级别	Goldman评分	心功能分级	死亡率（%）	并发症发生率（%）
Ⅰ级	0～5分	Ⅰ级	0.2	0.7
Ⅱ级	6～12分	Ⅱ级	2	5.0
Ⅲ级	13～25分	Ⅲ级	2	11.0
Ⅳ级	＞26分	Ⅳ级	＞56	22.0

（2）高血压：2017年美国心脏病协会和美国心脏病学会发布了新版高血压防控指南，时隔14年对高血压的诊断、治疗方式进行了全面更新。正常血压：血压＜120/80mmHg；血压升高：收缩压介于120～129mmHg，舒张压＜80mmHg；高血压1级：收缩压介于130～139mmHg，舒张压介于80～89mmHg；高血压2级：血压≥140/90mmHg；高血压危象：收缩压达到180mmHg和（或）舒张压达到120mmHg。既往有明确高血压病史，现在规则服用抗高血压药物，虽血压正常，仍诊断为高血压。高血压的病程、严重程度和靶器官损害是评估的重点。

术前评估应明确高血压的原因、其他心血管危险因素、终末器官损害。对发作性高血压和青年高血压应及时查找病因，警惕甲状腺功能亢进（简称甲亢）、嗜铬细胞瘤、血管狭窄等。根据病史和查体决定进一步需要的检查。病程长且严重或血压控制不佳者，需行心电图和肾功能检查；服用利尿药和甲亢患者检查电解质；有显著左心室肥大或心肌劳损常提示慢性缺血，需详细评估有无冠心病的其他危险因素。

根据高血压患者的血压分级，结合危险因素、靶器官损害和并存的临床情况等影响预后的因素确定危险分层。高血压患者心血管风险水平分层见表3-5，心血管危险因素：男性＞55岁，女性＞65岁；吸烟；血胆固醇＞5.72μmol/L；糖尿病；早发心血管疾病家族史；靶器官损伤，如左心室肥大、蛋白尿和（或）血肌酐轻度升高、动脉粥样斑块、视网膜病变；并发症，如心脏病、脑血管疾病、肾脏疾病、血管疾病、重度高血压性视网膜病变。如果高血压患者其心、肝、肾等无受累表现、血压控制良好，则麻醉的风险与一般人无太大差异；重度高血压（≥180/110mmHg）宜延迟择期日间手术，或建议专科干预控制血压。过快、过低降压会增加大脑和冠状动脉的缺血，应权衡利弊。

表3-5　高血压患者心血管风险水平分层

其他危险因素和病史	血压（mmHg）		
	1级高血压 SBP 140～159 或DBP 90～99	2级高血压 SBP 160～179 或DBP 100～109	3级高血压 SBP ≥ 180 或DBP ≥ 110
无	低危	中危	高危
1～2个其他危险因素	中危	中危	很高危
≥3个其他危险因素， 或靶器官损害	高危	高危	很高危
临床并发症或合并糖 尿病	很高危	很高危	很高危

　　SBP.收缩压；DBP.舒张压

　　（3）缺血性心脏病：已知患有冠心病的患者，围手术期主要心血管不良事件（major adverse cardiovascular events，MACE）发生率增加，MACE包括心肌梗死、不稳定型心绞痛、充血性心力衰竭、严重心律失常及心源性死亡。根据心血管危险性增加的临床预测因素、代谢当量（MET）和手术的危险性分级评估围手术期风险。冠心病的危险因素比缺血的症状更为重要，传统的危险因素，如吸烟、高血压、年龄、男性、家族史和高胆固醇血症等对于评估胸痛、不正常的心电图有重要意义。根据患者症状、病史（表3-6）、体征和实验室检查结果确认心脏病是否存在及其严重程度，决定是否需要术前干预治疗。冠状动脉造影是判断冠状动脉病变的金标准，2013欧洲心脏病学会（ESC）稳定性冠状动脉疾病管理指南将明显的左主干病变、三支病变、前降支近端病变定义为高危冠心病。判断患者有无活动性心脏病，如不稳定型心绞痛（近期有发作、心电图有明显心肌缺血表现）、心力衰竭失代偿、急性心肌梗死、严重心脏瓣膜病（特别是主动脉瓣狭窄）或显著心律失常，不适合近期行日间择期手术。无活动性心脏病的患者接受低风险的日间手术，麻醉风险一般；无症状、体能好的患者也可较安全地接受日间手术麻醉。患者有稳定性冠心病的危险因素，结合临床或外科风险估计围手术期MACE的风险，可使用美国外科医师协会的全国手术质量改进计划（NSQIP）风险计算器结合改良心脏危险指数（RCRI）估计外科风险。

表3-6　患者术前心肌缺血病史

项目	术前心肌缺血病史
目前症状	心绞痛、劳力性呼吸困难、心悸、水肿、晕厥，最近症状变化
相关检查	ECG、负荷试验、心脏超声、心导管的时间和结果
用药回顾	硝酸酯类、β受体阻滞药、抗血小板类、他汀类的剂量和频次
心肌梗死病史	时间、症状
支架放置	时间、原因、位置、支架类型
冠状动脉搭桥术（CABG）史	时间、病变累及血管

已服用他汀类和β受体阻滞药的患者，围手术期可不停药。阿司匹林和其他抗凝药物是否停药，要权衡停药所造成的心血管风险和不停药的外科手术出血风险。

（4）心律失常：心律失常在麻醉前评估中较常见，风险评估主要在于引起心律失常的原因和其对血流动力学的影响。心律失常常见原因为心肺疾病、心肌缺血、药物毒性、电解质紊乱等。若心律失常未影响患者的血流动力学，常无须特殊治疗，可进行日间常规手术，术前应积极治疗影响血流动力学稳定的心律失常。

窦性心律不齐是由于自主神经对窦房结的张力强弱不均所致，常见于迷走神经张力较强时，当心率增快时心律多转齐，但老年人的窦性心律不齐可能与冠心病有关。窦性心动过缓应查找原因，一般多见于迷走神经张力增高，如无症状多不需处理；如为病态窦房结所致，宜做好异丙肾上腺素和心脏起搏准备。

室上性心动过速多见于无器质性心脏病患者，也可见于器质性心脏病、甲状腺功能亢进等。如症状严重或有器质性心脏病，除病因治疗外宜控制其急性发作。偶发房性或室性期前收缩不一定是病理性的，但发生于年龄较大或与体力活动有关时，患者可能有器质性心脏病。无症状的室性心律失常并不增加非心脏手术后心脏并发症。有症状的频发室性期前收缩（＞5次/分）、二联律或三联律，或成对出现、多源性或R在T上（R-on-T），易演变成室性心动过速或心室颤动，需术前进行治疗后再评估，择期日间手术需推迟。

未控制的心房颤动和室性心动过速常预示麻醉高风险，择期手术应待病情控制后再评估，能不能行日间手术需综合评价。一度房室传导阻滞一般不增加麻醉手术风险，高度房室传导阻滞也应明确原因后再评估。

3.呼吸系统风险评估　合并呼吸道疾病的患者，围手术期呼吸系统并发症的风险显著增加，可能延长在麻醉恢复室（PACU）停留的时间，增加日间手术的花费，还存在再次入院的风险。此类患者合理的围手术期管理必将成为安全实施日间手术麻醉的保障。合并呼吸道疾病的患者，术前、术中、术后均值得重视。

（1）术前的重点评估内容：①评估全身状态，治疗可逆转的症状和体征。在辅助检查方面，肺功能检查不是常规，但可用于指导治疗；胸部X线因指南不同，术前检查未达成共识，但对有肺部疾病的患者是有益的；动脉血气分析也是在必要时用于症状的评估。②使用支气管扩张药、抗生素、类固醇等治疗任何可逆的肺部病变。③如果肺功能仍有改善空间，应考虑延期择期日间手术。④戒烟。任何时候开始戒烟对患者均有好处，均在一定程度有助于呼吸功能的改善。⑤制订合理的麻醉和手术方案，尽可能选择对呼吸功能影响较小的麻醉方式，尽可能缩短手术时间。⑥围手术期重视肺功能训练、宣教。

（2）气道评估：目的是判断有无困难气道，包括困难气管内插管和困难面罩通气。气道评估一般包括了解相关病史，特别是有困难气道麻醉史和可能累及气道的疾病，注意提示气道困难的体征，如张口困难、颈椎活动受限、小颏畸形、舌体大、切牙突起、颈短、病态肥胖等。其中年龄大于55岁、有打鼾病史、蓄络腮胡、无牙、肥胖是困难面罩通气的独立危险因素，尤其具备两项危险因素时需谨慎考虑评估。

（3）肺功能评估：日间手术患者可以采用简易的肺功能试验评估患者的肺功能。①屏气试验：正常人可以持续屏气30秒以上；能持续屏气20～30秒者麻醉危险性较小；＜10秒者，提示患者心肺代偿功能很差，麻醉手术风险很高。②吹火柴试验：深吸气后快速吹气，能将15cm远的火柴吹熄者，提示肺储备功能良好。

（4）哮喘或慢性阻塞性肺疾病：此类患者术后肺部并发症的风险增加，如肺炎、肺不张等，需认真评估此类患者行日间手术的风险。在40岁以上的人群中，慢性阻塞性肺疾病（COPD）有着较高的患病率，COPD是一种常见的以不完全可逆性气流阻塞为特征，气流受限进行性发展。而哮喘是一种以部分或全部可逆的气道阻塞为特征的慢性气道炎性反应，包含随时间不断变化的呼吸道症状，但轻到中度的哮喘并没有显著增加术后并发症的风险，并不高于正常人。

对于已明确诊断的哮喘或COPD患者，通过详细的检查和询问病史可以评估严重程度。病史和体格检查需关注患者的基础活动量及近期有无改变，了解哮喘及COPD的诱发和加重因素，确认近期有无呼吸系统感染征象、有无激素治疗史。怀疑或未明确诊断的哮喘或COPD患者，应考虑行术前肺功能检查。对怀疑有CO_2潴留的患者加做动脉血气分析，严重COPD患者应评估其右心功能。

哮喘患者发生术后肺部并发症（postoperative pulmonary complications，PPCs）的危险因素包括近期有哮喘症状、近期使用过抗哮喘药物或住院治疗、曾因哮喘而行气管插管等。非发作期的哮喘患者围手术期发生支气管痉挛的危险较低，即使发生通常也不会导致严重后果。未控制的哮喘或哮喘急性发作期的患者不应安排择期手术。急性发作期的哮喘和COPD患者，应推迟择期日间手术，待治疗好转稳定后再次评估。有吸烟史的腹部手术患者若存在阻塞性肺疾病，则预示可能发生支气管痉挛。激素依赖者需特别注意，做好日间麻醉诊疗计划，必要时行冲击剂量的激素治疗。雾化吸入，包括糖皮质激素可用至手术当日。

（5）OSAS患者评估：阻塞型睡眠呼吸暂停低通气综合征（OSAS）患者是否适合实施日间手术应综合评估。全世界范围内肥胖的发生率日益增加，而肥胖患者最重要的合并症之一是OSAS。麻醉医师在实施日间手术时不可避免要面临已知或未预料的OSAS患者带来的严峻挑战。因可能存在潜在的困难气道、严重的心肺合并症、拔管后紧急气道、术后心肺并发症或更长的通气支持时间、再次入院等问题，OSAS患者在日间手术的术前、术中、术后，甚至出院后均需密切关注。由于日间手术前，相当一部分OSAS患者可能未被诊断，ASA推荐用睡眠呼吸暂停初筛量表进行常规筛查，该筛查对于呼吸暂停低通气指数＞15的患者，预测敏感度为93%，＞30%的患者预测敏感度为100%。

目前ASA-OSAS建议：并存疾病未得到适当治疗的OSAS患者不适合接受日间手术；存在OSAS可能的患者应强制进行术前评估；明确诊断的高风险OSAS患者，在并存疾病得到有效控制、术后有可供使用的通气支持设备、采用以非阿片类药物为主的术后镇痛的前提下，可以谨慎实施日间手术，局部麻醉或神经阻滞可能更合适；必须充分考虑麻醉医师是否具备管理OSAS患者的能力。

（6）急性呼吸道感染：近2周内有呼吸道感染病史者，麻醉前无任何症状和体征（即临床痊愈），患者呼吸道应激性增高，麻醉药物引起腺体分泌物增多，引发气道平滑肌收缩的自主神经的兴奋性阈值降低，气道敏感性增高并容易发生气道痉挛，围手术期呼吸系统并发症显著增高。近期有呼吸道感染的患者，择期日间手术宜在临床症状痊愈2～4周后进行。特别是在等待预约的日间手术期间新发的呼吸道感染，需谨慎对待，必要时延期手术。

（7）肺动脉高压：对肺动脉高压患者的评估应先明确诊断和对疾病的严重程度。肺动脉高压（pulmonary hypertension，PH）可以增加非心脏手术围手术期患者的死亡率。PH患者围手术期易出现低氧合和二氧化碳潴留，通气量改变可加重PH，造成急性右侧心力衰竭。在麻醉门诊时，应认真的询问病史、查体及回顾既往的诊疗记录，可能发现一些隐藏的肺动脉高压征象：运动耐量降低、呼吸困难；有高危合并症，如COPD、肥胖、OSAS、结缔组织病、慢性血栓性疾病等；有颈静脉充盈、下肢水肿、肺动脉瓣第二心音（P_2）亢进、无法解释的低氧血症等体征；心电图提示电轴右偏和右束支传导阻滞；进一步检查胸部X线片提示肺动脉增宽，肺功能提示一氧化碳（CO）弥散能力降低等。如果怀疑PH，建议加做超声心动图检查，必要时请专科医师联合诊治。

肺动脉高压患者接受麻醉和手术时，并发症的发生率和死亡率显著增加。一般不建议肺动脉高压患者选择日间手术。

4.其他系统功能的评估　由于日间手术对手术种类有一定要求，多为对生理功能干扰小、手术时间短、术后并发症少的手术，手术对肝、肾功能的影响小。一般情况下，肝病急性期和重度肝功能不全者（如晚期肝硬化、严重营养不良、贫血、低蛋白血症、大量腹水、凝血功能障碍、肝性脑病等病征）不宜行日间择期手术。麻醉药、镇静药、镇痛药等多数在肝中降解，肝功能异常者需要酌减药物剂量。慢性肾衰竭或急性肾病患者，如能配合行血液净化措施，慢性肾衰竭不是择期手术的禁忌，但患者对麻醉和手术的耐受能力仍较低，故还需考虑所行日间手术的种类、患者能否快速康复。一般而言，区域阻滞较全麻对肾功能的影响小，此类患者在药物的选择和剂量上根据具体情况予以认真考虑，避免药效显著延长出现某些严重副作用，增加住院时间和住院费用。

对甲状腺功能亢进（甲亢）患者，应了解其控制甲亢所使用的药物，注意术前对甲亢的控制是否达到可以接受手术的水平。糖尿病是一种全身性疾病，其严重程度与病史的长短及血糖升高程度有关。术前应了解糖尿病的类型、病程的长短、现在血糖控制的方法及使用药物剂量，判断有无糖尿病的并发症及全身器官功能影响。血糖控制良好且有正常糖原储备的患者可行择期日间手术。

麻醉前评估还应了解患者的水、电解质和酸碱平衡状态，如有异常，需适当予以纠正，特别是有引起水、电解质和酸碱平衡异常诱发因素的患者，应特别注意。

第二节　日间手术麻醉前准备

一、麻醉前准备的目的和任务

麻醉前准备的目的是使患者在精神和体格方面处于最佳状态，增强患者对麻醉和手术的耐受力，有效避免麻醉意外的发生。

麻醉前准备的主要任务包括：①做好患者精神和体格方面的准备；②酌情考虑特殊患者的麻醉前用药；③做好麻醉设备、用具、仪器和药品等方面的准备。患者的麻醉前准备非常重要，有些围手术期不良事件的发生与麻醉前准备不足有关。

二、纠正或改善病理生理状态

麻醉前应尽量改善患者的全身状况，采取相应措施使各脏器功能处于最佳状态，如改善营养状况、纠正贫血和水电解质紊乱、戒烟、改善心肺储备功能。改善营养不良状态，使血红蛋白高于80g/L、血浆清蛋白高于30g/L、血小板高于80×10^9/L。麻醉科医师应充分认识并存内科疾病的病理生理改变，采取措施对并存疾病进行恰当的治疗，纠正或改善患者术前病理生理状态。合并心脏病者，应重视改善心脏功能；一般建议术前停止吸烟2周以上；有急性呼吸道感染的择期手术患者，手术应暂缓。合并呼吸系统疾病患者，术前进行呼吸功能锻炼；行雾化吸入促进排痰；应用有效抗生素

3～5天以控制急、慢性肺部感染。合并高血压患者，应经内科系统治疗控制血压至稳定；血压显著升高［即收缩压＞180mmHg和（或）舒张压＞110mmHg］患者，应在术前控制血压，舒张压高于110mmHg时，日间手术应推延。糖尿病择期手术患者，控制血糖≤8.3mmol/L、尿糖（－～＋）、尿酮体阴性。

三、心理方面的准备

患者的术前准备不仅包括生理指标符合标准，同时应进行适当的心理准备。手术前患者难免紧张和焦虑，甚至有恐惧感，对生理功能都有不同程度的干扰，影响患者的恢复。麻醉前通过发放健康科普资料、日间手术宣传墙报及签署麻醉同意书等形式与患者进行沟通，应以关心和鼓励的方法做好心理疏导，消除患者的思想顾虑和焦虑心情，对禁食时间、麻醉方法、手术概要和是否需要家属陪伴等相关事宜向患者作恰当的解释，耐心听取和解答患者提出的问题，消除患者对麻醉及手术的顾虑和恐惧。有心理障碍者不建议进行日间手术。

四、胃肠道的准备

日间手术前应常规排空胃，以避免围手术期发生胃内容的反流和误吸。胃排空时间通常为4～6小时，而在应激情况下，如焦虑、创伤、疼痛等，胃排空时间可明显延长。日间手术患者应遵循ASA术前禁食、禁饮规定：成人术前8小时禁食固体食物，术前至少2小时禁止摄取清亮液体。儿童术前禁食时间推荐为：术前2小时可饮清水，术前准备4小时可喂食母乳，非人奶和便餐禁食6小时。

五、麻醉前用药

原则上日间手术患者不需要麻醉前用药。对明显焦虑、迷走神经张力偏高等患者可酌情术前用药。麻醉前用药的主要目的是镇静，使患者情绪安定，解除焦虑，产生必要的遗忘；抑制呼吸道腺体分泌，合适的镇痛，调整自主神经功能，减弱一些不利的神经反射。可选用的药物种类有巴比妥类药物（如苯巴比妥）、苯二氮䓬类药物（如咪达唑仑、地西泮）、抗胆碱药（如阿托品、东莨菪碱）等。

六、麻醉机、监测仪、麻醉用具及药品的准备

日间手术患者的麻醉机、监测仪、麻醉用具及药品的准备与住院患者要求相同。麻醉前必须准备和检查麻醉和监测相关设备、麻醉用具及药品，以保障麻醉和手术能安全顺利进行，防止任何意外事件的发生。无论实施何种麻醉，都必须准备麻醉机、监护仪、急救设备和药品。麻醉期间必须监测患者的生命体征，如血压、呼吸、ECG、脉搏、脉搏氧饱和度（SpO_2）、呼气末CO_2分压（$ETCO_2$），必要时监测有创动脉压、中心静脉压等。麻醉实施前对已经准备好的设备、用具和药品等，应再次检查和核对。

第三节　日间手术的麻醉选择

一、麻醉方式

泌尿科麻醉方式的选择需考虑手术和患者两方面因素，

应选择既能满足手术需求，又有利于患者术后快速恢复的麻醉方式。

1.局部浸润麻醉　尿道局部浸润麻醉适用于尿道扩张术或膀胱镜检查等。用2%利多卡因或0.5%～1%丁卡因（地卡因）4～5ml，注入尿道内，夹住尿道口，10分钟后产生麻醉作用，由于尿道黏膜下的静脉极为丰富，容易被器械损伤，使局麻药吸收可致局麻药中毒，因此，注意控制局麻药剂量。目前更多使用2%的利多卡因凝胶。

2.区域阻滞　采用区域阻滞，除满足手术需要，还可减少全麻术后常见的不良反应（如恶心、呕吐、晕眩、乏力等）。脊椎麻醉由于起效快、麻醉效果确切，经常用于膀胱、外生殖器、前列腺电切的手术，用中、低位脊椎麻醉较为合适，麻醉效果满意，但需控制好麻醉平面，注意术中血压和呼吸变化，以及术后头痛等并发症。硬膜外阻滞可能出现阻滞不完善、术后行走受限和排尿困难等情况，用于日间手术时需掌控好用药时机和药物种类。肾和输尿管上段手术，选$T_{9\sim10}$或$T_{10\sim11}$间隙穿刺，麻醉平面控制在T_4以下。膀胱、前列腺手术，选$L_{2\sim3}$或$L_{3\sim4}$间隙穿刺，向头端置管；或用双点法，即$L_{3\sim4}$向骶端置管和$T_{10\sim11}$向头端置管，麻醉平面控制在$T_{6\sim8}$以下。但脊椎麻醉和硬膜外麻醉都可能引起尿潴留，患者需下肢感觉运动功能完全恢复后方能回家，椎管内感染及出血等并发症可能在术后数日内才发生，故日间手术一般不优先选用这两种麻醉方式。

3.全身麻醉　全身麻醉是日间泌尿科手术常用的麻醉方法，广泛应用于各类手术。麻醉深度监测、肌松监测、靶控输注技术及静脉-吸入复合麻醉在全身麻醉管理中的合理应用，有利于日间泌尿科手术患者术后快速苏醒。麻醉药物常选用起效迅速、消除快、作用时间短、镇痛镇静效果好、心肺功能影响轻微、无明显不良反应和不适感的药物。多采用速效、短效、舒适的药物，如丙泊酚、依托咪酯、瑞芬太尼、七氟烷和地氟烷等。气道管理一般可选择气管内插管、喉罩、口咽通气道维持呼吸道的通畅。喉罩作为一种声门上的通气装置，是介于气管导管和面罩之间的一种特殊人工气道，不仅提供了新型的声门上通气方式，规避了气管内插管相关并发症，其最可取的优势是可以通过麻醉方式的调整更有利于泌尿科患者日间手术麻醉。各种设计的喉罩可较好地满足不同手术的需求。喉罩的耐受性好，术中可保留自主呼吸，可行机械通气，与气管内插管比较，能适当减少麻醉药用量，可在不使用肌松药的情况下顺利置入，有利于加快术后肌力恢复和患者苏醒，降低诱导和苏醒期血流动力学的剧烈波动，避免了肌肉松弛药和拮抗药的过多使用。但需要注意的是，喉罩不能完全隔离气道和食管，可能发生误吸，对于饱胃、呕吐、上消化道出血的患者不宜使用。

二、术中注意事项

1.防治体位并发症

（1）神经损伤：主要见于体位不当和长时间压迫。受累神经如下。①臂丛神经：侧卧位时，上肢向头过度伸展，或腰枕压迫神经所致；②腓总神经：大腿支架于腓骨头处压迫腓总神经；③胫神经：胫骨髁处压迫引起；④坐骨神经：腿过度外展或髋关节过度伸展所致；⑤闭孔神经及股神经：腹股沟部过度屈曲，牵拉股神经均可导致神经损伤。故截石位患者应做好保护，采取有效预防神经损伤的措施。

（2）血容量改变：当双下肢抬高或放低时，血管内血容量重新分布。椎管内麻醉时下肢血管扩张更易发生变化，尤其在术毕放低双下肢前，必须补充血容量，且在一侧下肢放下后，观察几分钟再放另一侧下肢。

2.阴茎勃起　阴茎勃起可导致膀胱镜检查困难，手术难以继续，其发生原因可能是由于麻醉深度不足时产生手术刺激所致，通常只能通过加深麻醉深度来处理。如果勃起仍然存在，则小剂量（10mg）的氯胺酮会非常有用。

第4章

* * * * * * * *

日间手术各论

第一节　腹腔镜下肾肿瘤能量消融治疗

随着影像学检查技术的普遍应用，越来越多的早期肾肿瘤特别是小肾癌被发现。对于T1aN0M0肿瘤（直径＜4cm），最新的美国国立综合癌症网络（NCCN）指南推荐肾部分切除是首选的治疗方式；而随着技术的更新迭代，越来越多的技术，如射频消融术（radiofrequency ablation，RFA）、微波消融术（microwave ablation，MWA）、冷冻消融术（cryoablation，CA）、高能聚焦超声消融术等能量消融技术被应用于肾肿瘤的治疗中。尤其是对于高龄患者、不适合传统手术的患者、严重合并症的患者，能量消融技术更为适用。

RFA是利用消融电极和体表电极构成电流回路，通电时产生高频（300～500kHz）交变电场，使针状电极周围组织发生离子震荡而产热，50～100℃高温使靶组织干燥脱水、蛋白质变性、脂肪溶解，细胞发生不可逆转的凝固坏死，灭活肿瘤细胞。此外，高温可致肿瘤周围血管凝固而达到靶病灶缺血的作用。虽然同RFA一样，MWA主要依靠热能使局部细胞发生变性、凝固和坏死。但MWA是通过高频微波使组织中的极性分子振荡摩擦，产生局部高温，含水分子越多的组织，吸收微波能量越大，产生的局部温度越高。CA是利用超低温冷冻技术，冷冻与复温两个过程交替进行，使组织细胞及其内容物产生物理、化学、电解质上的变化，最后导致细胞坏死或凋亡。

仁济泌尿已开展腹腔镜下肾肿瘤能量消融治疗10余年，积累了丰富的经验，目前已经成为肾肿瘤治疗的常规术式。对于部分肾肿瘤患者，腹腔镜下肾肿瘤能量消融治疗已经进入日间手术模式。目前，对于符合日间入选标准的能量消融治疗患者，我院均按照日间流程收入日间病房统一管理。

【适应证】

1.一般不超过4cm的外生性肿瘤适合能量消融治疗（尤其是3cm以下肿瘤）。

2.多发性小肾癌（包括VHL综合征、遗传性乳头状癌）的患者。

3.年老体弱不能耐受传统手术的肾肿瘤患者。

4.有微创治疗要求，不愿行手术切除肿瘤的患者，或部分术后复发者。

【禁忌证】

1.全身状况差、多器官衰竭、恶病质、严重贫血及营养代谢紊乱。

2.严重凝血功能异常。

3.病灶靠近集合系统，预计消融后易出现肾盂、输尿管损伤。

4.病灶已侵及周围脏器，预计消融疗效欠佳，或无法安全消融。

【术前准备】

门诊主诊医师初步判定患者可以安排日间手术，即依据日间管理流程，完善包括病史采集、常规检查、麻醉访视评估、日间中心登记审核等内容（详见相关章节）。

1.全身情况评估，行心、肺、肾等脏器功能检查，对患有基础疾病者需进行相关检查并及时处理，以保证消融治疗的安全性。

2.影像学检查，充分评估肿瘤的大小、位置，以及与肾门血管和集合系统间的解剖关系，重建图像细致显示肾动脉血管主干及其主要分支的三维图像，明确血管变异与肿瘤的三维关系。如影像学检查已确诊，术前评估病灶穿刺出血风险较大，在患者或其家属知情同意的前提下，可直接行消融联合活检术，在消融后再行穿刺活检，尽量避免出血风险。

3.排除禁忌证后符合日间手术入选标准的RFA患者，由主诊医师在门诊进行术前谈话并签字。须告知患者手术所能起到的效果、帮助解决的实际问题及可能出现的相关并发症。对于有明确手术意愿、愿意接受手术风险的患者，开具电子住院单和术前检查、相关会诊单，并将患者信息通过电子病历系统转交日间管理中心。

4.日间管理中心的医疗助理集齐电子病历、术前谈话签字单、麻醉访视单和麻醉签字单，以及所有检查报告后联系主诊医师再次进行患者信息的核对确认，评估检查结果，判断是否存在需要术前纠正的异常状态并予以相应处理；直至确认患者无特殊情况后，方可在电子系统中找到尚可安排的手术日期和相应床位进行安排。日间管理中心的医疗助理通过电子系统获取上述信息，联系患者确认手术日期无误，并与日间病房、手术室取得一致后，即可确定入院日期、床位并发送手术通知单。

5.熟悉各种能量消融仪器的性能、消融功率、时间的选择。

6.手术器械准备。根据手术方案，准备能量消融仪器、消融针、活检穿刺针、腔镜标本袋；腹腔镜与开放肾部分切除的手术器械需常规准备，以防止术中出血、需缝合重建等情况。

【手术操作步骤及方法】

外生性肾肿瘤，特别是位于腹侧、下极等与周围重要器官邻近的肿瘤，本中心经常采用经腹腔镜直视下进行操作，便于更精确定位、增强疗效及保护周围器官。目前，将腹腔镜下肾肿瘤能量消融治疗作为日间手术开展的中心不多，尽管能量消融治疗技术具有学习曲线相对较短、出血少、创面免于重建等优势，但仍需根据不同个体的不同部位肿瘤选择个体化的治疗策略（包括消融功率、时间、周期、布针等具体问题）。

1.腹腔镜通道及气腹建立同传统经腹腔/后腹腔径路通道建立。

2.游离肿瘤及其周围2cm的肾实质，保留肿瘤表面的脂肪组织。对于腹侧肿瘤，需充分游离使其远离周围邻近脏器；对于位于下极靠近输尿管的肿瘤，需充分游离，增加肿瘤与输尿管之间的距离，用盐水纱布隔离保护；部分相对复杂的肿瘤，需游离肾动脉以备阻断。

3.能量消融

（1）RFA：根据肿瘤的位置，选择一条通道置入14G Cool-tip™（Valleylab，USA）单极或集束射频电极。根据术前影像学检查测量的肿瘤大小，确定术中进针深度。依次打开冷循环泵和射频电流发射器，使针尖保持低温环境（16～20℃）。设定单针起始输出功率为100W，在阻抗监控模式下，行1～3个RFA周期，每个周期8～12分钟。治疗结束后监控针尖周围温度，保证其高于60℃。拔出电极前调节输出功率，使针尖温度保持在90～100℃，持续10秒，针道消融止血。同时直视下观察肿瘤消融的效果，必要时再补充消融。消融结束后取活检标本送病理。若消融结束后肿瘤表面仍有少许渗血，给予电凝再进行烧灼止血，取出保护纱布，放置负压引流管后逐层关闭切口。

（2）MWA：应用KY-2000可控杆温微波消融仪，设置功率为60～80W，消融1～3个MWA周期，每次消融时间为3～5分钟，余同RFA。

（3）CA：采用美国氩氦冷冻系统（cryocare surgical system），根据肿瘤大小选用不同规格冷冻针、单针或多针。确定肿瘤位置，用18G穿刺枪常规活检。在超声探头引导下沿瘤体中心进入，深度至肿瘤边缘。经过两次冷热循环，肿瘤周围被冰球覆盖，冰球大小至少需超过肿瘤边界10mm。操作过程中超声实时监测，消融完成后，移出冷冻探针。冷冻探针的针孔可用明胶海绵或纤维蛋白胶进行填塞止血，余操作同上。

（4）腹腔镜下RFA/MWA辅助肾肿瘤剜除术：消融针垂直于肾表面插入肿瘤，距肾实质边缘约0.5cm，依据肿瘤的位置、大小、深度确定进针角度和深度，设定起始功率为60～100W，以1～3分钟为1个周期在肿瘤周围行多针消融，直至肿瘤周围的肾实质形成一凝固坏死带。沿该凝固坏死带锐性结合钝性分离，若肿瘤深部消融不彻底则按上述方式再次消融，以确保分离平面无严重出血（必要时阻断肾动脉），不影响手术视野，消融后继续分离直至肿瘤被完整取下。若损伤集合系统，则以可吸收线连续缝合。切下肿瘤后，基底追加消融或双极电凝止血，余操作同上。

肾肿瘤射频消融治疗时如何在术中实时监测消融的完整性、减少再次消融次数是迫切需要解决的技术难题。特别是对于＞3 cm的肿瘤，由于需要进行多次消融才能达到完全消融的目的，术中实时监测显得更加重要。我科室采用术中超声造影评估消融完整性进行了初步的探索，即术中对初次消融的肿瘤患者进行超声造影监测，对肿瘤内还有血流回声信号的患者行第二次或第三次消融。初步研究结果显示，超声造影有助于提高肿瘤RFA治疗的单次成功率。

【术后处理】

主要包括以下内容。

1.术后严密监测血压、血氧饱和度、心率等12小时以上。

2.制动，持续低流量吸氧，常规禁食6小时。

3.肾功能保护，碱化尿液，监测尿量。

4.观察病情变化，术后24小时复查影像学检查，观察有无出血。

5.必要时使用止血药，以及用抗生素预防感染。

【术后并发症处理】

1.疼痛及发热　属于轻微并发症（Clavien Ⅰ级），予以对症治疗后均快速恢复。

2.肉眼血尿　出血是最常见的并发症，多数可表现为肾周血肿或肉眼血尿，多为自限性。需输血治疗的病例在RFA/MWA术中发生率为1%～2%，在CA术中发生率为8%。RFA/MWA结束时针道加热消融有助于减少出血，而CA术后针道用止血纱布压迫、止血生物胶注入填塞也有一定止血作用。

3.漏尿和输尿管上段狭窄　主要由消融产生的冷热效应损伤集合系统所致。输尿管损伤的发生率为3.5%（7/210），位于肾下极或靠近肾门旁的肿瘤行RFA/MWA术后发生输尿管损伤的风险较大。鉴于此，我们建议当消融上述位置肿瘤时，可运用逆行冷水循环灌注保护集合系统和肾门血管，以避免损伤。

4.周围器官损伤　是消融术较严重的并发症之一。对于肿瘤距离肠道较接近的患者（如肿瘤位于肾腹侧），经皮术式可以采用变换体位、充气或水分离术，增加两者距离，以避免周围脏器损伤。对于此类患者，笔者采用腹腔镜下游离肾，直视下显露肿瘤，以盐水纱布隔离保护邻近器官，效果更加确切。

【出院标准】

1.生命体征平稳，无发热，无手术相关并发症。

2.无剧烈恶心、呕吐、头晕等麻醉反应。

3.排尿通畅，尿色清，无明显血尿。

【随访要点】

1.日间随访。日间手术管理团队会依据日间管理制度常规随访，内容包括发热、出血、感染、排尿等情况；对患者出院后情况进行一般随访与指导。如有特殊情况，嘱其尽快或提前复诊。

2.主诊医师根据病理结果、临床分期，制订后续个体化治疗与随访方案。由于能量消融治疗后形态上变化较小，凭常规超声及CT平扫检查很难与术前检查区分，CT增强和MRI等影像学检查是术后随访的主要手段。能量消融治疗后，推荐在术后1年内的第1、3、6和12个月随访影像学检查；RFA/MWA辅助肾肿瘤剜除术后，推荐术后3个月、6个月、12个月随访影像学检查。根据随访结果进一步制订后续个体化随访方案。

3.复诊内容主要包括病史及体格检查；CT增强或MRI，或超声造影检查；血尿常规、肝肾功能、C反应蛋白（CRP）、红细胞沉降率等常规实验室检查。

综上所述，能量消融治疗用于治疗高龄、不耐受传统外科手术切除、存在多发性肿瘤风险或拒绝传统外科手术的肾肿瘤患者。RFA、MWA、CA治疗＜4cm的部分肾肿瘤是安全、有效的。术后患者需进行规律的影像学随访，评估疾病的复发和转移。

第二节 经尿道膀胱肿瘤电切术

膀胱肿瘤是目前我国泌尿科最常见的恶性肿瘤，初发70%～85%为非肌层浸润性，20%～30%是肌层浸润性。1910年，Beer首先通过膀胱镜操作通道，应用高频电流电极，电灼膀胱乳头状肿瘤取得成功。1932年，McCarthy制造了一种有Bakelite鞘作绝缘装置的电切镜，其纤维光导系统提供了很好的手术视野，而且可使观察物放大，可清楚看见一些在开放手术时不容易见到的细小膀胱肿瘤。1935年，Greenberg首先应用电切镜经尿道切除了较小的膀胱肿瘤。随着器械的不断改进和完善，经尿道膀胱肿瘤切除术已经成为治疗非肌层浸润性膀胱肿瘤的"金标准"，是膀胱肿瘤取得病理标本、判断疾病分期与程度、切除病变组织、治疗疾病最常用的手术方法。因其创伤小、恢复快、并发症少，故是日间常规开展的手术之一。

【适应证】

1.膀胱镜能够到达的非肌层浸润性膀胱肿瘤的治疗。

2.可疑浸润、性质不明或非尿路上皮膀胱肿瘤诊断性电切。

【禁忌证】

1.尿道狭窄。

2.骨骼或关节病变，无法取截石位。

3.其他无法耐受手术或全麻的全身性疾病。

4.术前、术后需严密或长期床边调整监测等不符合日间手术标准的疾病。

【术前准备】

门诊主诊医师初步判定患者可以安排日间手术，即依据日间管理流程，完善包括病史采集、常规检查、麻醉访视评估、日间中心登记审核等内容（详见相关章节）。

1.术前常规全麻的必需项目。

2.膀胱肿瘤初步的影像学评估，排除上尿路肿瘤。

3.膀胱镜检查报告，了解肿瘤的大小、部位、多少、是否有蒂，以及与输尿管开口和膀胱出口的关系，初步判断肿瘤的临床分期及手术难易程度。

4.了解有无心脏起搏器、骨关节、胰岛素泵等金属植入物，利于术中电极的安放，避免医疗伤害。

5.手术器械准备。根据患者的尿道情况，准备不同的电切镜；虽然医疗激光的仪器比较昂贵，但必要时对困难患者（包括麻醉、体位限制、肿瘤部位），激光切除肿瘤也是一种预备的选项；开放的手术器械需常规准备，以防止膀胱穿孔、闭孔神经反射及盆腔血管的意外情况。

【手术技巧】

手术的策略与技巧是保证膀胱肿瘤日间手术治疗的重要保障，应针对每位患者的不同情况，采取不同的策略与方法。符合人体解剖与生理病理变化的医疗行为，才是合理与理想的。

1.尿道保护与进镜。尿道外口与尿道用尿道探子预扩张，检查尿道情况，避免暴力进镜造成尿道损伤；进镜过程中，注意观察尿道有无假道、狭窄，以及是否有尿道病变，通过膜部及前列腺较大患者注意动作缓慢与轻柔。

2.电切前应再次全面仔细地检查膀胱，了解肿瘤的大小、部位、形态、是否多发，以及肿瘤与膀胱颈和输尿管口之间的关系。由于膀胱肿瘤的部位、浸润深度不同，手术顺序与方法也有不同。三角区、底部的肿瘤比较容易切除；侧壁的肿瘤要注意闭孔神经反射；顶部肿瘤如切穿可导致腹膜内穿孔，颈部肿瘤会影响手术视野。

3.电切时液体灌注要进出平衡，因为灌注时膀胱持续不断变形，距离、膀胱壁厚度会改变，增加手术的困难，容易引起膀胱穿孔。以膀胱黏膜皱襞刚刚展开为佳。

4.膀胱肿瘤电切是指将肿瘤连同其基底部一起切除，包括其周围1～2cm的正常膀胱组织在内。除Ta期外，深度都应达到深肌层，而不是简单的肿瘤电灼术。电灼能保护肿瘤的根部不受损害，术后患者残存的肿瘤很快复发，且肿瘤恶性程度会升级，加速恶化、转移。

5.膀胱肿瘤电切的顺序与方法。因肿瘤的部位、大小、基底部宽窄、有无蒂可导致切除的难易程度不一致，并且每个中心、专家对肿瘤的认识不同，所以会略有差别。

（1）切除顺序：一般应先切除容易切除的底部或三角区的肿瘤，再切除易发生闭孔反射的侧壁，可最后切除不易到达的如前壁或顶部肿瘤。

（2）顺行切除：先将电切袢越过肿瘤，从肿瘤远侧钩住肿瘤，将肿瘤置于电切袢与镜鞘之间，然后脚踩切割电流开关，同时将电切袢收回镜鞘进行切除。绝大部分肿瘤都是采用这种方法。如瘤体较小、或有蒂、基底较窄，直接用电切袢将其切除，范围包括肿瘤及肿瘤基底部的肌层，切除后再将基底部以电灼止血。

（3）逆行切除：先将电切袢放在肿瘤的近侧，切割时电切袢向远侧倒推切除肿瘤及组织的方法。因不容易掌握，易造成膀胱穿孔，较少使用。主要用于基底部显露困难的肿瘤及电切经验丰富的术者。

（4）垂直电切：依靠电切镜上下或左右摆动切除肿瘤的方法。主要用于膀胱后壁肿瘤的切除。

（5）特殊部位肿瘤

1）膀胱前壁肿瘤：左手在耻骨联合上方腹部向下压迫膀胱前壁，右手单手控制电切镜与电切袢，使该部位的肿瘤下移，膀胱壁与电切袢运动方向平行而便于切除。如膀胱上方的气泡较多影响操作时，应及时将其排出，避免引起气体爆炸。

2）膀胱输尿管开口附近肿瘤：可同时切除肿瘤与输尿管壁内段，以达到完整切除肿瘤。但切除的输尿管壁内段长度不应超过总长度的1/3，而且避免烧灼输尿管黏膜，以免引起输尿管开口狭窄。笔者的经验是，膀胱要充盈充分，电切速度要快，不要有停留，对周围电凝止血可以在输尿管导管的标识与保护下进行，输尿管支架在术后12小时以上即可拔除。

3）膀胱顶壁或顶前壁交界肿瘤：可先将电切袢锐角变成直角，然后腹部按压改变膀胱壁与电切袢的相对位置，调节膀胱的充盈程度，变复杂为简单。因为这一部位的膀胱壁由腹膜覆盖，膀胱穿孔可能进入腹腔，操作应谨慎缓慢。

4）膀胱多发肿瘤：应先切除小的或不易到达部位的肿瘤，再切除大的肿瘤，最后电切容易切除部位的肿瘤。如先切除大肿瘤，可因出血较多、切除时间长或出现其他并发症，而影响其他部位肿瘤切除或遗漏小肿瘤。

5）侧壁肿瘤：一般在最后或麻醉肌松效果最佳时切除，因侧壁可能诱发闭孔神经反射，导致膀胱穿孔而影响其他部位肿瘤的切除。

6）憩室内肿瘤：因缺乏肌层，故操作应谨慎，必要时要打开憩室颈口的肌层有利于肿瘤显露，最好在最后处理。

7）如瘤体较大、基底较小：不宜直接从基底切除，以免肿瘤无法取出。电切时先从肿瘤顶部依次切除，再切除基底部，直到深肌层。

8）如肿瘤较大、基底较宽：一般肿瘤血供会比较丰富，如先切瘤体表面可能引起反复出血，导致视野模糊影响手术操作。可先切除瘤体一侧边缘至基底部，阻断部分肿瘤血供，再从瘤体顶部逐次切除至基底部。

9）合并前列腺增生时：应根据患者排尿梗阻是否严重，向患者详细解释手术目的和必要性，并征得患者同意后，可以将膀胱肿瘤与增生腺体一并切除。

【并发症的预防与处理】

经尿道膀胱肿瘤电切术的主要并发症是出血和穿孔。

1.出血　将肿瘤切至基底部彻底止血，可以减少术后继发性出血。应注意的是，过度的电凝将导致大面积焦痂形成，增加术后脱痂时出血的发生；多发膀胱肿瘤电切时，应切除一处后即彻底止血，然后再切另一处，避免遗漏；侧壁肿瘤要当心闭孔神经反射，基底部点切，减少膀胱充盈度，加快电切袢的移动速度，甚至可以采取含切的方法。如闭孔神经反射引起切除过深或切破膀胱壁、损伤盆腔血管，应立即施行开放手术止血。术后早期出血可能与痉挛小动脉重新开放有关，术后晚期出血可能由大面积电凝后形成的焦痂脱落引起。

2.穿孔　切得太深是穿孔的主要原因。合适的充盈度、预防闭孔神经反射是关键的因素。术者在术中应仔细辨认结构，一旦切除组织的底部见到脂肪组织时，提示已经穿孔，应立即停止这一区域的电切。膀胱穿孔可分为腹膜内穿孔与腹膜外穿孔两种类型。为了防止膀胱穿孔，术中应防止膀胱过度充盈；切除膀胱肿瘤时，应按规有序地进行操作，术中仔细止血，保持视野清晰；切除侧壁肿瘤时，可将电极板贴在对侧大腿上，调低电流强度，同侧闭孔神经封闭或采用全麻来避免闭孔神经发生反射。

3.闭孔神经反射　膀胱侧壁肿瘤时，电流刺激闭孔神经，使其发生反射，引起股内收肌收缩，导致同侧大腿突然内收内旋，从而造成膀胱穿孔。全麻或局部封闭可阻断闭孔神经反射。

4.损伤输尿管开口　如果肿瘤位于输尿管开口附近，不可避免地会切到输尿管开口，但应避免电凝烧灼，否则将来会发生开口狭窄。手术时如伤及输尿管开口，最好放置输尿管导管或双J管引流，可避免输尿管开口狭窄引起梗阻及肾积水。

【术后处理】

1.术后常规留置三腔导尿管，常规持续膀胱冲洗2～12小时，导尿管在术后1～7天拔除。术中有膀胱穿孔的患者，留置导尿管的时间应适当延长，一般为7～10天。

2.无可疑膀胱穿孔、无出血、创面不大，术后可考虑24小时内即刻丝裂霉素、表柔比星等化学药物灌注，预防肿瘤复发。膀胱灌注可在拔除导尿管前进行，以避免再次导尿。

3.手术记录需标清保留导尿管的时间、是否即刻灌注、灌注的药物及随访复诊时间。

4.标本常规送病理，对各个部位（表浅、深部、基底）的标本应详细标记，并分别送检；标注是否需要免疫组化检查。

5.对带有导尿管出院的患者，进行床边宣教与护理指导，告知相关注意事项。

【出院标准】

一般无发热、冲洗时尿色清亮及患者无特殊不适主诉，可常规出院。

【随访要点】

1.日间手术管理团队会依据日间管理制度常规随访，内容包括发热、出血、感染、排尿等情况；对患者出院后情况进行一般随访与指导。如有特殊情况，嘱其尽快或提前复诊（详见专门章节）。

2. 主诊医师根据病理结果、临床分期，制订后续个体化治疗与随访方案，必要时递交MDT团队讨论。

第三节　经尿道膀胱肿瘤激光切除术

膀胱肿瘤是目前我国泌尿科最常见的恶性肿瘤，初发70% ～ 85%为非肌层浸润性，20% ～ 30%是肌层浸润性。因为激光可以通过特定的光纤传输，且通过生物学效应可以汽化或切除膀胱组织。临床常用的激光是钬激光、2μm激光、绿激光等。仁济泌尿在20世纪80年代即开展了膀胱肿瘤的激光治疗，主要是金属蒸气激光、钬激光等。随着软性膀胱镜的临床普及，更多小的复发肿瘤在检查的同时可以进行治疗。

【适应证】

1. 膀胱镜能够到达的、大小小于2cm、数目少于3个的非肌层浸润性膀胱肿瘤的切除。

2. 无法耐受全麻或截石位，软性膀胱镜下的较小膀胱肿瘤汽化或切除。

【禁忌证】

1. 同经尿道膀胱肿瘤电切术。

2. 但软性膀胱镜的直径常规为F16，可以通过相对狭窄的尿道。

3. 输尿管开口周围肿瘤。

【术前准备】

门诊主诊医师初步判定患者可以安排日间手术，即依据日间管理流程，完善包括病史采集、常规检查、麻醉访视评估、日间中心登记审核等内容（详见相关章节）。

1.术前常规的必需项目。

2.膀胱肿瘤初步的影像学评估，排除上尿路肿瘤。

3.膀胱镜检查报告，了解尿道、男性前列腺情况及肿瘤的大小、部位、多少、是否有蒂，以及与输尿管开口和膀胱出口的关系，初步判断肿瘤临床分期及手术难易程度，严格把控激光治疗指征。

4.熟悉各种激光仪器的性能及切割、汽化功率的选择。

5.手术器械准备。根据患者的尿道情况，准备不同的软性膀胱镜、激光操作手件、活检钳、内镜下标本袋、医疗激光仪器及根据需要准备220μm、500μm不同粗细的光纤等；电切镜与开放的手术器械需常规准备，以防止膀胱穿孔、手术部位特殊意外情况等。

【手术技巧】

膀胱肿瘤激光治疗日间手术相对开展的中心比较少，学习曲线相对略长，应针对每位肿瘤患者的不同情况，采取不同的策略与方法。

1.尿道保护与进镜同TURBT。

2.全面仔细地检查膀胱，再次了解肿瘤的具体情况。

3.液体灌注要进出平衡，因为灌注时膀胱持续不断变形，距离、膀胱壁厚度会改变，增加手术的困难，容易引起膀胱穿孔。以膀胱黏膜皱襞刚刚展开为佳。

4.手术方法

（1）汽化：从肿瘤表面直接照射，适合较小肿瘤及位于较难切除部位的肿瘤（前壁、顶壁近颈部、前壁顶部交界处）。

（2）切除：适合有明显瘤蒂、侧壁、三角区肿瘤整块切除。可先快速从基底部切除，然后修整创面，达到需要的深度和范围;肿瘤较大、瘤体组织较松软、蒂部不易显露时,可先使肿瘤体积减小,显露蒂部后再用激光切除。

5.膀胱肿瘤激光切除范围同TURBT。

6.膀胱肿瘤切除的顺序因肿瘤的部位、大小、基底部宽窄、有无蒂而不同,导致切除的难易程度不一致,并且每个中心、专家的对肿瘤的认识不同,所以会略有差别。一般是由易到难,先侧壁、小肿瘤。

【并发症的预防与处理】

经尿道膀胱肿瘤激光切除术的主要并发症是出血和穿孔。

1.出血 激光遇到动脉出血时止血比较困难,需要一定的经验积累。首先要显露清楚,加快灌洗液速度,利用镜鞘压迫出血点,缓慢移动镜体,看清出血血管点击止血。如显露困难,可以先处理掉表面肿瘤,再显露基底,明确出血点精准止血。必要时可以换电切镜处理或开放手术。

2.穿孔 局部反复止血导致平面太深是穿孔的主要原因。止血时要充分显露,点击止血是避免膀胱穿孔的关键。对于后壁肿瘤,需要采用摆动切割,按压腹部改变膀胱壁与光纤的相对位置。穿孔的判断与处理同TURBT。

3.闭孔神经反射 因为激光治疗发生在光纤周围的几毫米内,所以不会发生闭孔神经反射。

4.损伤输尿管开口 同TURBT。

【术后处理】

同TURBT。

【出院标准】

一般无发热、冲洗时尿色清亮、患者无特殊不适主诉,可常规出院。

【随访要点】

1.日间手术管理团队会依据日间管理制度常规随访,内容包括发热、出血、感染、排尿等情况；对患者出院后情况进行一般随访与指导。如有特殊情况，嘱其尽快或提前复诊（详见专门章节）。

2.主诊医师根据病理结果、临床分期，制订后续个体化治疗与随访方案，必要时递交MDT团队讨论。

第四节 前列腺癌冷冻消融术

前列腺癌是世界范围内男性泌尿生殖系统最常见的恶性肿瘤。随着血清前列腺特异性抗原检查的普及和人口老龄化的到来，中国前列腺癌的发病率逐年上升，局限性前列腺癌患者的数量逐渐增加，其中高龄或年轻的患者也显著增多。局限性前列腺癌的治疗选择有主动监测、根治性手术、根治性放疗、局灶治疗、内分泌治疗等多种方式，需要综合评估后采取个体化治疗。前列腺癌冷冻消融术已经有50多年的历史，目前是前列腺癌局灶治疗的主要方式之一，在国际和国内的指南中都被推荐用于局限性前列腺癌的治疗。2013年12月，仁济医院泌尿科引进美国氩氦刀冷冻消融系统，并应用于前列腺癌的治疗。为最大程度地发挥冷冻消融术创伤小、恢复快的优势，仁济医院泌尿科前列腺肿瘤诊治团队在国内首次提出并实施靶向冷冻消融术，手术的安全性和短期疗效都得到了验证，更为重要的是，该手术可以最大程度地保留前列腺癌患者的尿控和勃起功能，在有效治疗肿瘤的同时保证了患者的生活质量，相关研究成果在《中华泌尿外科杂志》发表。随着前列腺癌冷冻消融术病例的积累和技术的改进，2017年初，该手术在仁济医院日间诊疗中心作为日间手术开展，并取得成功。为了进一步提高患者的生活质量，从2017年7月开始尝试为前列腺癌靶向冷冻消融术后第1天的患者拔除导尿管,绝大部分患者能自行排尿,实现了前列腺癌患者真正意义上的日间手术。在冷冻消融治疗局限性前列腺癌的基础上,仁济医院泌尿科前列腺肿瘤诊治团队进一步探索了冷冻消融术在去势抵抗性前列腺癌和转移性激素敏感性前列腺癌患者中的应用价值,取得了很好的临床疗效。

目前,满足前列腺癌冷冻消融术适应证、符合日间手术标准的前列腺癌患者,在得到患者的知情同意后,均按照日间管理流程进入日间手术路径。

【手术原理】

主要包括局部病灶的细胞杀伤和继发的全身免疫效应。局部病灶的细胞杀伤机制包括机械力学(细胞内外冰晶形成,生成剪切力致细胞膜和细胞器损伤)、生化改变(降温和升温过程中细胞pH、渗透压、电解质浓度改变及脂蛋白损伤)、微血管缺血(血流淤滞形成微血栓)及损伤区细胞程序性死亡。全身免疫效应主要是冷冻消融术后肿瘤释放抗原及损伤相关分子激活全身的抗肿瘤免疫反应。

【适应证】

1.局限性前列腺癌,特别是保留尿控和勃起功能期望值高的年轻患者和不适合根治手术的老年患者。

2.原发病灶进展明显的转移性或非转移性去势抵抗性前列腺癌。

3.转移性激素敏感性前列腺癌。

【禁忌证】

1.会阴部有感染。

2.没有肛门。

3.骨骼或关节病变,无法取截石位。

4.其他无法耐受全麻手术的全身性疾病。

5.术前评估,或术后需要严密监测等不符合日间手术标准的疾病。

【诊断评估要点】

详细完善的术前肿瘤评估、严格的病例筛选、明确的手术目的是保证手术成功的关键。

1.患者的整体评估 根据去势治疗的敏感性分为激素敏感性前列腺癌和去势抵抗性前列腺癌,根据有无远处转移分为非转移性和转移性前列腺癌。需要详细询问病史,完善前列腺特异性抗原(PSA)、睾酮、MRI/骨扫描/PET-CT等检查,明确前列腺癌的临床分期和病理类型。如果有条件,建议完善基因检测,明确前列腺癌的分子特征,以评估保留前列腺冷冻消融术的复发、进展、转移风险。

2.患者的肿瘤评估

(1)局限性前列腺癌:明确病理的穿刺方式,必须为前列腺MRI/经直肠超声(TRUS)融合靶向穿刺联合系统穿刺或前列腺饱和穿刺,以此穿刺结果确定肿瘤部位。前列腺癌具有多灶性、异质性的特点,拟选择靶向冷冻消融术的患者,术前最好完善基因检测,有明确不良突变的患者谨慎选择靶向冷冻消融术。

(2)原发病灶进展明显的去势抵抗性前列腺癌:完善骨扫描/PET-CT,明确患者的病灶是以局部为主还是以转移为主;完善MRI/PET-CT,明确原发病灶的范围和大小。

(3)转移性激素敏感性前列腺癌:完善骨扫描/PET-CT,明确转移的部位和范围;完善MRI/PET-CT,明确原发病灶的肿瘤位置和局部侵犯情况。对于此类患者,冷冻消融仅为综合治疗的一部分,需要辅以内分泌治疗联合或不联合化疗。需要指出的是,大部分此类患者前列腺原发病灶范围较大,最好术前给予内分泌治疗联合或不联合化疗以缩小前列腺体积。

【术前准备】

对于满足手术适应证且符合日间手术入选标准的前列腺癌患者，主诊医师初步评估后可以安排日间手术，进入日间管理流程，完善包括病史采集、常规检查、麻醉访视评估、手术谈话签字、日间手术登记审核等内容（详见相关章节）。

1.常规术前检查：包括尿液分析、全血细胞分析、出凝血系列、肝肾功能、电解质、乙肝两对半、丙肝抗体、HIV抗体、梅毒确诊试验、心电图及胸部X线检查。

2.麻醉科门诊术前评估及麻醉签字。

3.入院后备皮、灌肠。

【手术技巧】

开展此项手术的医师需要有超声的基础。术者要非常熟悉前列腺的解剖定位、盆腔各器官的解剖、穿刺路径上可能遇到的组织，以及经直肠超声下前列腺的解剖、分区，可以将其他影像学（MRI/PET-CT）与经直肠超声（TRUS）认知融合。

1.消融范围　中低危局限性前列腺癌、单灶性前列腺癌是最佳的手术适应证，可以选择靶向冷冻消融；多灶性前列腺癌要综合影像学及穿刺结果，最大范围消融肿瘤，最好选择全前列腺冷冻。对于原发病灶进展明显的难治性去势抵抗性前列腺癌，根据影像学结果最大范围消融肿瘤；对于转移性前列腺癌，选择全前列腺冷冻。

2.程序化准备，精准布针　全身麻醉后，截石位，盆腔区及会阴区消毒、铺巾，贴膜固定阴囊和阴茎，显露会阴部；尿道插入导尿管，直肠内放入经直肠超声探头；连接氩氦气、冷冻针、测温针，测试冷冻针的效果。根据术前确定的肿瘤位置决定放置冷冻针的数量及部位，并在经直肠超声引导下精准布针，肿瘤区2根冷冻针的间距为1.5cm左右。放置4根测温针，1根位于尿道旁，1根位于直肠前或腹膜会阴筋膜

（Denonvillier筋膜），1根位于同侧前列腺顶部，1根位于同侧血管神经束。拔除导尿管，在导丝引导下插入尿道保护器（42℃，恒温）。恒温的尿道保护器对尿道的保护非常重要。

3.实时可视化完整消融　冷冻消融前准备及布针完成后，接通高压氩气，最低温度维持在-145 ～ -135℃。先开启腹侧冷冻针，待冰球形成后开启背侧冷冻针，以免背侧的冰球影响腹侧冰球的可视化效果。经直肠超声实时监控冷冻针形成冰球的范围，当冰球核心作用范围覆盖靶病灶5 ～ 10分钟后终止冷冻。如果冷冻针距离直肠小于1cm，冰球可能会损伤直肠，可以利用固定器将直肠下压，显露直肠前间隙，增加前列腺与直肠的间距。降温阶段结束后，接通高压氦气，当冷冻针升温至15° ～ 20℃后终止升温。当冰球融化后重复以上冷冻—复温1个循环。关闭氩氦气，拔除冷冻针、测温针和尿道保护器，插入18F双腔导尿管，用敷料压迫会阴区。

【并发症的预防与处理】

前列腺冷冻消融术主要的严重并发症是直肠损伤、尿道损伤和下肢静脉血栓形成。

1.直肠损伤　①在患者的选择方面，对于前列腺癌侵犯直肠的患者要谨慎，此类患者肿瘤负荷高，侵犯直肠部位的肿瘤可能出现坏死，冷冻消融术后容易出现尿道直肠瘘；②冷冻针与直肠之间的距离最好在1cm以上；③要做到冷冻范围的实时监控，当冰球超过前列腺包膜达到直肠前列腺间隙时，停止冷冻；④可以利用固定器将直肠下压，显露直肠前间隙，增加前列腺直肠间距，降低直肠损伤的风险。对于冷冻消融术后的直肠损伤、轻微的大便出血，可以观察。尿道直肠瘘高度可疑的患者，首先进行尿道镜和肠镜检查，明确诊断，一旦确诊，应先行结肠和膀胱造瘘；择期行瘘口切除修补。

2.尿道损伤　　前列腺冷冻消融术中尿道保护套的使用可以大幅降低尿道损伤的风险。冷冻消融结束拔针后，延长尿道保护10分钟左右有助于尿道黏膜的修复。早期的尿道损伤，大多数表现为尿道出血，可观察或膀胱冲洗；尿道损伤晚期大多数表现为尿道狭窄，可行尿道狭窄扩张术，严重者可行尿道修复。

3.下肢静脉血栓形成　　前列腺癌患者大多为高龄，合并症多，血液黏稠度高。冷冻消融术患者体位取截石位，双下肢血管受压可能性大，静脉回流减慢，容易出现下肢静脉血栓，甚至肺栓塞。术前需要仔细评估患者的全身情况，纠正高凝状态。术中弹力袜的使用与术后早期活动，可减少下肢静脉血栓形成的风险。发现下肢静脉血栓后，需要静卧，监测氧饱和度与生命体征，给予低分子肝素抗凝。

4.会阴和阴囊部血肿　　会阴和阴囊部血肿主要是由手术结束拔针后手术区域皮下出血引起。拔针后即刻术区压迫10分钟与术后棉垫加压包扎可减少血肿发生的风险。会阴和阴囊部血肿一般仅观察即可。

5.会阴和阴囊部水肿　　会阴和阴囊部水肿主要与冷冻术后淋巴管回流不畅、局部组织液渗出有关。术后相应药物的使用对预防会阴和阴囊部水肿有很大帮助。会阴和阴囊部水肿患者，可用芒硝（皮硝）外敷，紧身内裤上托阴囊。

6.尿路感染与附睾炎　　前列腺冷冻消融术后出现尿路感染与附睾炎可能与术后留置导尿管、术前存在尿路感染有关。术前需要详细评估患者情况，纠正尿路感染，术后需要尽早拔除导尿管。尿路感染与附睾炎患者需要积极抗感染治疗。

【术后处理】

术后监测生命体征；术后6小时可恢复正常饮食，鼓励下床；靶向冷冻消融患者术后第1天尝试拔除导尿管，其他患者留置导尿管 1 周；术后第 1 天出院。

【出院标准】

生命体征平稳，无发热，留置导尿患者尿液引流通畅、尿色清，未留置导尿患者自行排尿、尿色清、无尿痛，无手术相关并发症。

【随访要点】

随访原则：评估患者治疗后中长期肿瘤控制疗效，治疗相关并发症；评估排尿功能和勃起功能恢复情况；为患者提供心理健康辅导。

患者出院 2 天后电话随访并发症情况，1 周后来院门诊拔除导尿管（出院时已经拔除者除外），1 个月后来院复诊。如果导尿管拔除后仍不能自行排尿，可延长留置导尿管 1 周；如果出现尿路感染、会阴区水肿或附睾炎，给予对症支持治疗。

1.对于局限性前列腺癌，术后 1 个月及以后每 3 个月进行 PSA 和直肠指检（DRE）检查，2 年后每 6 个月检测 1 次，5 年后每年进行检测；术后 1 个月及术后每 6 个月进行前列腺 MRI 或超声造影检查，3 年后每年进行检测；无特殊症状的患者，骨扫描与其他影像学检查不推荐作为常规的随访手段。如果 DRE 阳性、血清 PSA 持续升高，行盆腔 MRI 或超声造影，以及骨扫描 /PET-CT 检查；存在骨痛，不论 PSA 水平如何，应行骨扫描 /PET-CT 检查。如需确诊前列腺原发病灶是否复发，应用影像引导下前列腺系统穿刺联合靶向穿刺，以指导后续治疗选择。

2.对于原发病灶进展明显的去势抵抗性前列腺癌，术后 1 个月及以后每 3 个月进行 PSA 检查，术后 1 个月及术后每 6 个月进行前列腺 MRI 或超声造影检查。如果血清 PSA 持续升高，行盆腔 MRI 或超声造影，以及骨扫描 /PET-CT 检查。

3.对于转移性激素敏感性前列腺癌，术后1个月及以后每3个月进行PSA检查，术后1个月及术后每6个月进行前列腺MRI或超声造影和骨扫描检查。

第五节　输尿管镜下碎石术

输尿管镜下碎石术一般可分成输尿管硬镜下和输尿管软镜下碎石术两种。自1912年Young首次开展输尿管镜技术以来，经过不断改进与创新，输尿管镜技术于20世纪70年代末才真正开始应用于临床。特别是近30多年以来，随着输尿管镜和纤维导光设备的不断改良与应用，现代输尿管镜技术有了飞速发展。新型小口径半硬性和软性输尿管镜的先后问世，不仅取代了早期的输尿管硬镜，而且应用现代输尿管镜技术对整个上尿路的病变进行诊断和治疗得以成功实现。近些年以来，随着输尿管软镜技术的进步，使得输尿管镜下处理结石的效率得以较大提高。目前，在输尿管镜下，通过钬激光碎石的方式处理结石已成为最主要的手术方式。

【适应证】

1.输尿管硬镜碎石术适应证

（1）输尿管结石，特别是中段、下段结石。

（2）冲击波碎石术（SWL）治疗失败后的输尿管上段结石。

（3）SWL治疗后的"石街"处理。

（4）结石并发可疑的尿路上皮肿瘤。

（5）停留时间长的嵌顿性结石，而SWL治疗困难。

2.输尿管软镜碎石术适应证

（1）输尿管上段结石。

（2）直径＜2cm的肾盂肾盏结石。

（3）SWL治疗失败或者PCNL、UMP等术后肾盂肾盏残石。

（4）尿流改道后上尿路结石。

（5）马蹄肾、肾旋转不良，以及脊柱侧凸的上尿路结石。

【禁忌证】

1.不能控制的全身出血性疾病。

2.严重的心肺功能不全，无法耐受手术。

3.未控制的尿路感染，特别是已进展到脓毒血症期。

4.严重尿道狭窄，腔内手术无法解决。

5.急性肾绞痛发作期。

6.严重髋关节畸形，截石位困难。

【术前准备】

术前主诊医师在门诊对患者做详细的病史采集及全面细致的检查，常规包括以下几方面。

1.尿液分析、全血细胞分析、出凝血系列、肝肾功能、电解质、乙肝两对半、丙肝抗体、HIV抗体、梅毒确诊试验、心电图及胸部CT平扫、双下肢静脉超声。

2.泌尿系CT/CT尿路成像（CTU）。CT检查能够提供比超声和尿路平片（KUB）更为可靠和详细的结石情况，如结石负荷、结石成分的预判（表4-1）、梗阻程度，以及上尿路积水。对于之前有过手术史并怀疑输尿管狭窄，或者怀疑上尿路肿瘤的患者，应常规进行CTU检查，若患者无法进行CTU检查，磁共振尿路成像（MRU）提供了另一种选择。但由于磁共振对于结石成像的局限性，并不作为术前常规准备。

3.由于输尿管镜下碎石术存在着菌血症的风险，术前常规进行中段尿培养＋药敏。

4.麻醉科会诊。对于具有手术适应证、排除禁忌证的患者，应常规在麻醉科评估后，才具有进入日间手术的资格。

若患者未通过麻醉科评估，则将患者排除在日间手术范围外，转而进入常规择期手术范围。

5.主诊医师在门诊完成病情评估并进行术前谈话签字。患者有明确手术意愿、愿意接受手术风险，其在麻醉科亦完成评估并通过之后，主诊医师将患者信息通过电子病历系统转交日间管理中心。日间管理中心的医疗助理集齐电子病历、术前谈话签字单、麻醉访视单和麻醉签字单及所有检查报告后，联系主诊医师再次进行患者信息核对确认，评估检查结果，判断是否存在需要术前纠正的异常状态，并给予相应处理。直至确认患者无特殊情况后，可在电子系统中找到尚可安排的日间手术日期和相应床位进行安排。日间管理中心的医疗助理通过电子系统获取上述信息，然后联系患者并确认手术日期，无误后与日间病房、手术室取得信息一致，即可确认入院日期、床位，并发送手术通知单。

表4-1　结石成分与CT值关系

结石成分	CT值（Hu）
尿酸结石	$400 \sim 600$
磷酸镁铵结石（鸟粪石）	$500 \sim 800$
胱氨酸结石	$600 \sim 900$
碳酸磷灰石	$800 \sim 1100$
一水草酸钙结石	$1200 \sim 1500$
二水草酸钙结石	$1100 \sim 1300$
二水磷酸氢钙结石	$1500 \sim 1800$

【手术方式】

1.输尿管硬镜下钬激光碎石术　患者麻醉后，取截石位，输尿管镜下找到输尿管开口，将安全导丝置入输尿管，然后旋转输尿管镜180°，在导丝的引导下进入输尿管，然后输尿管镜沿导丝直视下进入输尿管腔并缓慢上行。

一般情况下，现代的半硬性输尿管镜（6F～8F）是在监视器的直视下直接进入输尿管，大多数不需要进行输尿管口的扩张。如果存在输尿管开口狭小或输尿管狭窄的情况，则建议一期行双J管的置入。待扩张后，二期处理。目前，对于进入输尿管口困难的情况，部分医院应用输尿管球囊扩张器或金属扩张器对输尿管开口和壁间段进行扩张。输尿管球囊扩张器的直径为3F～8F，长度为150cm。这种方式在我院并不常用。

半硬性输尿管镜沿导丝逆行进入上尿路的过程中，利用注射器或液体灌注泵调节灌洗液体的压力和流量，保持手术视野清晰。利用注射器人工灌注能够更好地控制流量，最大限度地避免肾盂压力过高。对于输尿管中段、上段结石，或肾盂输尿管连接部（UPJ）结石或较大的结石碎片，应尽量减小灌洗液体的压力，避免结石上移。随着材料学的进步，可以使用阻拦结石上移的辅助设备，如Ntrap、Stone Cone等，阻拦结石后再进行碎石，以防止结石滑落回肾盂或肾盏内。

激光碎石时，激光光纤头端维持在视野直径的1/3处，能量设置在1.0J，频率为10Hz。如果结石较硬，可适当调高能量及频率，但需要注意的是，激光碎石应尽量远离输尿管壁，避免热损伤带来术后的输尿管狭窄。需常规将指示灯打开，避免各种原因引起的激光光纤在输尿管镜内断开时触发激光，造成输尿管镜的损坏。

首次输尿管激光碎石术后，应常规予以留置双J管。双J管的外径为4.7F～7F，长度为15～30cm。双J管的大小、长度及留置时间的长短应根据患者的身高、性别、术中输尿管的条件，以及结石嵌顿的程度来决定。随着材料学的进步，已经出现抗逆流双J管，能够有效减少术后尿液的反流。在可能的情况下，应取出至少1块输尿管结石碎片，术后常规进行结石成分分析，这对于术后结石复发的预防和饮食的指导具有重要意义。

2.输尿管软镜下钬激光碎石术　患者麻醉后，取改良后的trendelenburg体位（头低足高30°、胸部抬高30°～45°）。使用膀胱镜或输尿管镜向输尿管置入导丝至肾盂。对于输尿管上段结石，导丝应越过结石部位。术者可在透视下监测导丝的位置，亦可在直视下将导丝越过结石。若结石活动度较大，可使用输尿管镜将结石顶入肾盂。退出膀胱镜或输尿管镜，沿导丝置入输尿管软镜鞘。输尿管软镜鞘的内径为10～14F，外径为12～16F，镜鞘长度为25～45cm。一般来说，男性患者镜鞘长度多选择45cm，女性为35cm；若为儿童或者身材特别矮小的患者，可选择小于35cm的输尿管软镜鞘。若患者术前未留置双J管扩张，建议使用12/14 F输尿管软镜鞘；若患者术中经过输尿管检查，则根据术者判断输尿管条件，酌情选择合适的镜鞘。需要指出的是，镜鞘的选择与结石的大小、位置、输尿管的条件、患者感染状况，以及是否已经一期置管相关。置入输尿管软镜鞘应遵循"宁浅勿深"的原则，由于软镜鞘内芯突出于外鞘3cm左右，置管时，应避免内芯突入肾盂内损伤肾盂黏膜，造成出血。完美的置管应该将外鞘放置在PUJ处，这样既能够最大限度地改善灌流，提高清晰度，也能够更好地降低肾内压，有利于输尿管软镜的同轴性转动及反复进出。

在没有条件使用输尿管软镜鞘的情况下，则要求术者沿着导丝，将输尿管软镜"旋转"进入输尿管开口，上行入肾盂。置镜的困难大部分出现在输尿管开口处。目前大多数输尿管软镜的尖端直径小于7.5F，在输尿管开口处遇到困难时，可在前进时轻轻旋转输尿管软镜，类似输尿管硬镜旋转180°进入的方式，往往能克服这一障碍。

软镜进入肾盂后，应结合术前的影像学检查，彻底了解结石的位置数量。对于肾下盏结石或者需要大幅度弯曲软镜的结石，应尽量使用套石篮，将结石移位至肾上盏或者较易进入的肾中盏。这不但能大幅度减少碎石难度，提高碎石效率，降低软镜及光纤的损耗，而且更有利于术后结石的排出。确定碎石目标后，控制操作手柄使软镜头端保持0°位置插入光纤。这时，可以将镜体回到输尿管软镜鞘内，被动伸直软镜，从而轻易使光纤头端置于输尿管软镜头端，一同移至碎石处，使用200μm或365μm激光传导光纤传导钬激光，将结石粉碎成直径小于2mm的碎石。钬激光可以粉碎各种成分和密度的结石。

碎石结束后，因使用套石篮取出部分结石或结石碎片，这不仅可以将取出来的结石用作结石成分分析，为进一步的预防提供依据，也能够提高结石清除率。特别是对于像一水草酸钙这样比较坚硬、难以粉末化的结石，在保证安全的前提下，使用套石篮完全取出也是一个很好的选择。

碎石完成后，退出输尿管软镜及镜鞘，保留导丝，顺导丝放置双J管。目前，输尿管镜手术是否需常规放置双J管仍存在争议，如有下列情况需放置双J管：①输尿管损伤或穿孔；②输尿管黏膜明显水肿或有出血；③较大的嵌顿性结石（＞1 cm）；④伴有息肉形成；⑤伴有输尿管狭窄，有（无）同时行输尿管狭窄内切开术或扩张术；⑥较大结石碎石后碎块负荷明显，需待术后排石；⑦碎石不完全或碎石失败，术后需行SWL治疗；⑧伴有明显的上尿路感染；⑨孤立肾；⑩由于输尿管口细小入镜失败，留置双J管扩张，2～4周后再行输尿管镜治疗。一般放置双J管1～2周，如同时行输尿管狭窄内切开术，则需放置4～6周。

无论是输尿管硬镜手术还是软镜手术，术后留置导尿管不是必需的。在以下情况下，需要考虑留置导尿管：①手术时间较长，感染风险高；②术前生化检查提示有一定程度的感染，术中提示感染性结石；③患者存在多种疾病，免疫力差，特别是糖尿病患者；④患者行动不方便，存在活动障碍者。对于目前日间手术患者而言，大部分患者术后已不留置导尿管，改善了术后患者体验。

术后是否当日出院，也需要综合考虑患者及手术情况。一般来说，符合出院条件的，可以在手术当日出院；如果术者综合评估患者病情及术中情况后，认为需要进一步观察，则术后第1天出院。

【并发症及其防治】

无论是输尿管软镜还是硬镜下碎石，在学习曲线中都会出现各种突发情况及并发症。对于硬镜来说，最容易损伤的地方在于镜头，在激光碎石过程中由于各种原因损伤到镜面；另外一种是造成镜体弯曲损伤，如对于一些前列腺增生严重的患者，进入输尿管后体镜下压的程度往往很大，这样可造成以前列腺处为支点的镜体弯曲。遇到这种情况，可在软镜下进行碎石。对于输尿管软镜来说，除了应避免过度弯曲造成金属疲劳，也要注意光纤对工作通道的破坏。为防止光纤尖端插伤工作通道，插入光纤时应保持输尿管软镜为0°，使用光纤套和保证激发激光时能看到光纤尖部。

对患者而言，术中及术后的并发症有：输尿管黏膜的损伤及假道的形成；输尿管穿孔；输尿管黏膜撕脱；术后感染，甚至尿脓毒血症；术后输尿管狭窄等。输尿管黏膜撕脱为最严重的急性并发症之一。术中如果出现输尿管狭窄、狭小应更换细的输尿管镜或者一期置管后二期再行碎石，切忌暴力操作，猛进猛退；在软镜碎石后，使用套石篮过程中避免暴力拉拽，遇到阻力时，应分析阻力产生的位置，可将结石进一步碎块化后再行取石。若出现输尿管黏膜撕脱，则尽量行一期开放手术治疗（自体肾移植、输尿管膀胱吻合术或回肠代输尿管术等）。

对于术后感染，特别是尿脓毒血症是结石手术最为致命的并发症。尤其是对于糖尿病患者、绝经后妇女、肥胖患者，其发生率较高。对于每位结石手术的医师而言，避免感染特别是严重感染的发生一直要贯穿整个诊疗过程。术前需行尿培养及药敏试验，积极治疗明显的尿路感染，感染控制后再行手术治疗；术中勿高压冲洗，使用输尿管软镜鞘避免肾盂内压过高；严格把控手术的时间；术后监测生命体征及各项感染指标，应用敏感抗生素积极抗感染治疗。

【术后处理】

监测生命体征，注意观察患者是否有寒战、体温变化，以及排尿颜色和通畅情况。

【出院标准】

1.生命体征平稳，无发热，无腰部、下腹部明显疼痛不适。

2.无剧烈恶心、呕吐、头晕等麻醉反应。

3.患者能自行通畅排尿，尿色清或淡红，无明显血块。

【随访要点】

患者术后的随访时间由主刀医师决定，其取决于术中输尿管条件、结石大小，以及主刀医师对于排石时间的预估。一般来说，术后2周是比较常规的复诊节点。出院后需要关注点有：①体温是否有变化，是否存在发热；②排尿是否存在明显疼痛，甚至出现排尿困难；③是否有寒战后体温变化等。若存在以上情况，则应及时至急诊科就诊，不必等到事先约好的复诊时间。

患者门诊复诊时，需常规询问患者术后是否存在不适、是否有发热病史、是否存在严重的尿路刺激症状等，除此之外的常规检查项目如下。

1. KUB检查，判断双J管位置及结石是否已经完全排出。

2. CT平扫，对于结石排出存疑，应常规进行CT检查，判断后续处理。

3. 尿常规。

4. 若有发热病史，应进行感染指标的检查，包括血常规、CRP、降钙素原（PCT）。综合评估患者感染状况。

5. 解读结石成分分析。我院常规术后予以结石分析，门诊复诊需在结石成分报告基础上，对患者予以预防指导。

6. 预约拔管时间。

第六节　经皮肾镜碎石取石术

1976年Fernström和Johannson首先成功采用经皮肾镜碎石取石术取石，开创了上尿路结石腔内微创外科手术的新篇章。1984年，我国开始引进传统标准通道（24F～30F）经皮肾镜取石技术。广州医科大学附属第一医院吴开俊、李逊等开创性提出14F～16F微通道/微创经皮肾镜取石术（mini-percutaneous nephrolithotomy，MPCNL），并把经皮肾镜技术在全国范围推广应用。近40余年以来，经过数代泌尿科医师的不断完善，配合不断改进的腔内手术器械与穿刺引导设备，PCNL得到广泛开展，手术技术不断精进，手术疗效与安全性显著提高，已成为上尿路结石腔内微创治疗领域中一个十分重要的组成部分。上海交通大学医学院附属仁济医院泌尿科是国内较早开展PCNL手术的单位之一，经过近20

年的摸索与发展，仁济泌尿PCNL技术已发展成熟，形成了"多元化、精细化、日间化"的治疗模式。从微创经皮肾镜到2015年6月从国外引入超微经皮肾镜碎石取石术（ultra-mini percutaneous nephrolithotomy，UMP），结合自身超声优势在国内大力推广超声引导下完全无管化UMP技术。仁济泌尿在UMP的基础上，首创基于UMP的可视化经皮肾通道建立的策略，率先探索并成功开展了UMP日间手术模式，并将日间手术模式拓展到MPCNL，平均住院天数从5～7天缩减至1～2天，极大地减轻了患者的医疗负担。

目前，满足PCNL手术适应证、符合日间手术标准的患者，在得到患者的知情同意后，均按照日间管理流程进入日间手术路径。

【适应证】

1.所有需要手术干预的非感染性肾结石，包括≥2cm的肾结石（含鹿角形结石）、≥1.5cm肾下盏结石、其他有症状的肾盏或憩室内结石、体外冲击波碎石术（ESWL）及输尿管软镜碎石术失败的肾结石等。

2.输尿管上段≥1.5cm结石；因结石梗阻或息肉包裹引起肾积水及输尿管纤曲，或尿流改道等，导致ESWL或逆行输尿管镜治疗失败的输尿管结石。

注：UMP手术适应证与PCNL相似，适合输尿管上段及肾盂、肾盏结石，尤其适合大小在1～2cm、无积水的肾下盏结石，以及盏颈狭窄或肾盏憩室结石；此外，作为鹿角形结石、多发肾结石等复杂肾结石的辅助通道，提高一期结石清除率。

【禁忌证】

1.全身因素　有严重出血倾向，经治疗凝血功能未予以纠正；严重心肺功能障碍，无法耐受手术。

2.肾周因素 穿刺路径上有明确的脏器遮挡。

3.肾内因素 未经有效控制的尿路感染。

【术前准备】

1.术前常规检查

（1）实验室检查：包括血常规、尿常规、中段尿细菌培养（如为肾盂尿或结石标本则更理想）及药敏试验、血液生化、电解质、凝血功能、血液传播性疾病筛查等。

（2）影像学检查：泌尿系CT平扫是必需的，可了解结石的大小、位置、分布，以及梗阻情况，有助于制订手术方案。如果结石复杂或怀疑存在解剖变异，建议进一步行CT尿路成像三维重建（CTU）。对于患肾功能明显受损者，可行核素肾小球滤过率（GFR）检查，有助于了解两侧肾功能情况，以明确取石手术的合理性（失去功能的肾可考虑行患肾切除）及手术后的随访对照。

2.麻醉科门诊术前评估及麻醉签字。

3.尿路感染患者，如果中段尿细菌培养阳性，应根据药敏试验结果选择敏感抗菌药物治疗 1～2 周，至复查尿细菌培养转阴或尿常规好转；如果尿细菌培养阴性，但尿常规提示白细胞增多，经验性使用抗菌药物 1～2 周，至复查尿常规好转；如果尿细菌培养及尿常规均为阴性，术前30分钟使用二代或氟喹诺酮类等抗菌药物预防感染。如感染反复、难以控制，可先行输尿管置管或经皮肾造瘘术（PCN）引流，待感染控制后再行二期碎石；若感染仍控制不佳，按常规住院手术处理，不适合纳入日间手术流程。

4.结石梗阻导致肾衰竭患者，先行PCN或输尿管置管引流，待肾功能改善后择期处理结石。当出现肌酐＞707.2μmol/L、存在显著水电解质酸碱平衡紊乱、凝血功能障碍或合并心肺功能不全时，可先行血液透析。

【**手术技巧**】

1.**麻醉与体位**　通常选择全麻。根据患者基础疾病、手术需要，以及术者习惯选择俯卧位、斜仰截石位或侧卧位等手术体位。其中，俯卧位是目前应用最多的体位，可穿刺部位范围最广，但对心肺功能有一定影响；斜仰截石位，适合于经皮肾镜联合输尿管软镜。

2.**逆行留置输尿管导管**　导管内径尽可能粗、前端开口，利于制造人工肾积水及碎石的辅助逆行冲出。目前，我院开展完全无管化UMP，术后不留置双J管，而是保留输尿管导管至术后第1天。

3.**定位及穿刺**　根据结石的分布和集合系统的形态，遵循"经后组肾盏、经肾乳头、沿肾盏长轴，最大化清除结石"的原则设计穿刺路径。皮肤穿刺点多在肩胛下线与腋后线之间的区域，此为肾脏无血管平面的体表投影区。左肾集合系统以Hodson型为多，后组肾盏的投影点偏脊柱侧；右肾以Brödel型为多，投影点偏腹侧。穿刺高度多为第12肋下或第11肋间，偶尔可取到第10肋间，但需在超声引导下避开胸膜。引流出肾盂液为穿刺成功的标志，人工肾积水可扩张集合系统，降低穿刺难度。如果穿刺难度大，也可在退出针芯后，经针鞘（16G以上）置入UMP的超细镜体，直视下确认针鞘的深度并将其调整至合适的位置，从而保证后续置入的导丝在理想的位置，避免因导丝位置不佳，造成通道建立失败。

4.**建立工作通道**　沿导丝由小到大依次置入同轴扩张器进行扩张，遵循宁浅勿深的原则，可避免肾盂黏膜的对穿伤，减少出血、灌注液外渗，为手术提供清晰的视野。人工肾积水不仅可以指示扩张深度，还能保持集合系统张力，使扩张器更容易置入。

5.碎石及取石　在保证视野的前提下，应尽可能降低灌注压力，从而减少因压力骤变造成肾盂黏膜渗血影响视野；同时可减少细菌毒素的吸收，降低术后重症感染的发生率。钬激光碎石模式以碎块化为主，可提高碎石效率；如果集合系统复杂，担心碎石被冲入无法探及的肾盏，可采取粉末化的模式。取石过程中，可以经输尿管导管适时注水促进结石冲出，UMP操作外鞘上另有一条注水通道，通过鞘前端涡流效应，提高清石效率。取石结束，应利用超声或X线判断有无残石，如有残石，可考虑利用软性肾镜、再建通道取石或二期处理残石。

6.留置引流管　MPCNL常规留置肾造瘘管和双J管，对于术中无明显出血、尿外渗及无结石残留患者，可采用无管化。目前，我院开展完全无管化UMP，即常规术后不留置肾造瘘管及双J管，仅保留输尿管导管至次日CT评估后拔除。如果术中见输尿管存在狭窄、输尿管上段结石周围存在息肉，则考虑留置双J管。

【并发症及其防治】

1.出血　术前CTU可预判穿刺路径上有无粗大的分支静脉（常紧贴肾盂黏膜下进入肾实质），以利于术中规避。术中选择合适的目标肾盏，尽量做到沿着肾盏的长轴、经肾乳头穿刺，避免镜体过度摆动，减少肾实质或盏颈撕裂。术中一旦发生出血，先要判断可能的原因。术中如无明显肾实质撕裂，出血大多数为静脉性，如出血不严重，可用鞘芯堵塞可撕开鞘5～10分钟，压迫止血后继续手术；若出血仍然严重，影响视野，则应停止手术，留置球囊导管，球囊内注水2～3ml，轻轻牵拉以压迫经皮肾通道，起到止血作用。如采取上述措施仍有活动性出血，则应及时行肾动脉造影，发现出血点时，行超选择性动脉栓塞止血。

PCNL术后迟发性出血（术后3～7天），因出血快速进入输尿管，可引起肾绞痛，甚至膀胱填塞，此为数字减影血管造影（DSA）探查的强烈指征。迟发性出血的常见原因是假性动脉瘤或动静脉瘘，通常难以通过非手术治疗控制，需要行DSA超选择性肾动脉栓塞止血。

DSA检查能明确动脉性出血，并行超选性栓塞。如果检查时出现肾动脉痉挛，可能无法找到出血点，可经造影导管加压注入对比剂，有助于发现隐匿的出血点。因出血点与集合系统相通，远端压力低，容易造成栓塞物随血流冲入集合系统，造成再次出血。所以，栓塞时应选择出血点的上级动脉分支行栓塞，首选弹簧圈作为栓塞剂。栓塞后如出现再通，可再次行DSA栓塞，并扩大栓塞范围。如栓塞失败，则需行手术探查，甚至肾切除术。

2.发热 糖尿病、免疫力低下、老年女性是术后重症感染的高危人群，术前尤其需要充分准备。所有手术患者均应在术前30分钟静脉滴注抗生素，以使手术时组织中的药物浓度达到最高。对于术前存在尿路感染的患者，术前应常规行中段尿培养和药敏试验，并于术前1周开始使用抗生素治疗。对于结石造成完全梗阻的病例，尿常规及中段尿培养可能都为阴性，因此，术前需要检查C反应蛋白（CRP）、降钙素原（PCT），来判断有无炎症反应。如感染未能控制，则应首先置入双J管或行经皮肾造瘘，引流10～14天后再行手术。在穿刺扩张和碎石过程中，尽量避免肾盂黏膜损伤，减少尿液外渗。若术中发现穿刺通道出现脓尿应停止手术操作，充分引流、抗炎后行二期手术治疗。术中需要术者尽可能降低集合系统灌注压力（如采用管径更大的可撕开鞘或降低冲洗压力）并缩短手术时间（＜90分钟），并在手术结束时使用呋塞米（速尿），减少细菌及毒素经肾小管吸收的机会。术后即开始使用敏感、足量的抗生素；术后2小时急查血常规，如WBC低于2.8×10^9/L，提示重症感染的发生，应即刻改用强力的抗生素，首选碳青霉烯类，并监测生命体征的变化。偶尔也会出现肝酶急剧升高的情况，也是重症感染的先兆，应尽快加强抗感染治疗。

一旦发生尿源性脓毒血症，治疗措施包括在保证良好引流的前提下加强严密监护及积极的抗感染、抗休克治疗。

3.胸膜、肝、脾、肠道等周围脏器损伤　多发生在X线引导下，第10、11肋间入路及后位结肠、偏腹侧穿刺等病例中。超声引导时，可发现胸膜、肝、脾及肠道影像，脏器损伤的可能性较小。明显气胸、胸腔积液，通过胸腔闭式引流可有效处理。围手术期出现腹腔出血应考虑肝或脾损伤的可能，腹部超声或CT检查可以明确诊断；多数肝或脾损伤可以通过延长留置肾造瘘管时间等非手术治疗治愈，非手术治疗无效时应及时手术处理。术后出现腹膜炎或者肾造瘘管有粪渣样引流物流出应考虑结肠损伤可能，通过腹部立卧位X线片、经肾造瘘管结肠造影或CT可以明确诊断。结肠损伤无腹膜炎症状，肠穿孔如局限在后腹腔，可将造瘘管退至肠腔内，密切观察，加强抗感染治疗与胃肠营养，并在患侧肾留置双J管及导尿管，做到粪尿分流，待窦道成熟后，可拔除造瘘管。如穿孔进入腹腔，存在腹膜炎症状时，多需手术探查并行结肠造瘘，待穿孔愈合后，再回纳造瘘口。

【术后处理】

1.术后监测生命体征，观察尿管、PCN管引流通畅度及尿色、引流量，评估术后疼痛评分。术后6小时若无恶心、呕吐可恢复正常饮食。术后12～24小时酌情下床活动。

2.术后第1天复查血常规、肾功能、C反应蛋白、降钙素原等生化指标，评估患者感染及出血状况。

3.术后第1天行泌尿系CT平扫。国内外泌尿科医师大多在术后2～4周进行KUB或CT评估，我们推荐PCNL术后第1天行薄层CT平扫，除评估即刻结石清除率外，亦能早期发现并发症。

【出院标准】

1.患者生命体征平稳，可正常进食、下床活动，无发热，无严重出血情况。

2.无严重腰痛、腹痛，无剧烈恶心、呕吐、头晕等麻醉反应。

3.CT检查未见明显异常。

【随访要点】

1.出院后1周、术后1个月及3个月门诊随访。

2.根据结石成分分析结果，指导患者结石防治策略。

3.残石碎片可能导致肾绞痛需再次留置双J管，或术后严重肾包膜下血肿，或集合系统多量凝血块者，需延长住院时间，密切监测病情变化，及时诊治。

4.少数病例会在出院后发生迟发性出血、感染或再入院等不良事件，患者须及时返院诊治。

因此，对计划采用日间手术模式行PCNL手术的病例，需评估其住所附近医疗机构的临床实力，确保患者能得到及时、有效的治疗。对来自偏远地区或外地患者，采用日间模式下实施PCNL手术需慎重。离院前加强宣教，向患者及其家属强调出院后的注意事项，建立患者和医务人员之间的有效联系，确保患者一旦出现不良事件，可以很快回到医院接受治疗，对并发症尤其严重并发症给予早期干预，可以降低医疗总支出，促进患者早日康复。

第七节　钬激光前列腺剜除术

钬激光（holmium laser）又称为 Ho：YAG 激光，是一种波长 2140 nm 的脉冲式激光，接近于水对激光吸收峰值，组织穿透深度为 0.44 mm。1998 年，Peter J. Gilling 首次报道钬激光前列腺剜除术（holmium laser enucleation of the prostate，HOLEP）。HOLEP 也是目前众多激光治疗良性前列腺增生（BPH）临床报道中随访时间最长、病例也最多的手术方式。多数文献认为其与 TURP 相比，术中出血量、组织切除量、术后置管时间、留院时间，以及近、远期疗效等临床指标均优于 TURP。2017 年起钬激光前列腺剜除术（HOLEP）作为日间手术在仁济医院泌尿科常规开展。目前，仁济泌尿前列腺增生亚专业已全面开展前列腺增生日间手术，平均住院天数仅 1～2 天，极大地减轻了患者的医疗负担，是国内率先开展前列腺增生手术完全日间化的中心。

目前，对于符合日间入选标准的 HOLEP 患者，均按照日间流程收入日间病房统一管理。由于前列腺增生患者年龄相对较大，有部分患者具有较多基础疾病、全身情况较差，不适宜收入日间病房或日间手术室，可以收治入常规病房，但可以按照日间管理流程进行管理。

【适应证】

HOLEP 手术适应证与 BPH 的其他经尿道手术相同。

1. 国际前列腺症状评分量表（IPSS）评分在 8 分以上的中度、重度下尿路症状（LUST）并有生活质量降低的患者，尤其是药物疗效不佳或拒绝药物治疗者。

2. BPH 具有以下并发症者是手术治疗的绝对适应证。①反复尿潴留；②反复泌尿系感染；③反复血尿，药物治疗效果不佳；④膀胱结石；⑤继发性肾积水或肾功能损害。

3. BPH合并腹股沟疝、脱肛、严重的痔、膀胱憩室，并是手术治疗的相对适应证。

4.最大尿流率＜12ml/s。

5.残余尿量较多，有慢性尿潴留的患者可作为手术的参考。

【禁忌证】

HOLEP比TURP具有更少的禁忌证，适用于任何体积的腺体，可用于安装心脏起搏器、服用抗凝血药的患者，其主要禁忌证如下。

1.尿道狭窄不能置入操作镜鞘。

2.严重的尿路感染需治疗后手术。

3.术前明确诊断为前列腺癌。

4.对伴有严重心、脑血管疾病及慢性阻塞性肺疾病（简称慢阻肺）、严重糖尿病、肝肾功能显著异常，以及全身出血性疾病需经内科积极治疗和评估后手术。

【诊断要点】

BPH的诊断及手术适应证的判断主要根据病史采集、体格检查和辅助检查。

1.由于患者为中老年男性，且高龄患者居多，如何从专业角度通过患者的叙述获取重要的主诉尤为关键。尽量以具体数值来替代抽象性的描述（如多或少）。

2.症状评分量表是比患者主观描述更为可靠的评估手段，可使用IPSS（常用）或美国泌尿协会（AUA）症状评分量表（AUA-SI）。

3.关注老年患者的生活习惯，如睡眠、饮食和饮水习惯，可能会对排尿情况产生较大影响。

4.由于老年患者居多，其伴随疾病及用药情况如高血压

（使用利尿药）、糖尿病（多饮、多食、多尿）、肾功能不全（少尿）等，都有可能是相关症状产生的影响因素。

5.询问是否存在神经系统病变、泌尿系结石、泌尿系肿瘤、下尿路外伤、手术及反复泌尿生殖道感染病史等，对鉴别非BPH产生的LUTS症状会有帮助。

6.直肠指检（DRE）。了解前列腺质地、大小、中央沟情况、边界是否清楚、表面是否光滑、是否有结节等。同时直肠指检过程中还可了解括约肌张力情况及肛周神经反射情况，为某些神经源性病变的鉴别诊断提供参考。

7.膀胱区触诊。尿潴留患者下腹部耻骨上区可触及胀大的膀胱，除部分神经源性膀胱外，压之有疼痛及尿意感。

8.生殖器检查。观察患者是否存在包茎、尿道外口狭窄等情况。

9.辅助检查。①尿常规（必需）；②前列腺特异性抗原（PSA）＋游离前列腺特异性抗原（fPSA）（必需）；③经直肠前列腺超声及残余尿量超声（建议，不能耐受或肛门封闭者除外）；④尿流率检查（建议）；排尿量必须＞150ml，尿流率结果才有意义，尿潴留患者无价值。

10.可选择性进行下列检查项目。①泌尿系统超声检查（双侧上尿路是否积水、是否存在膀胱结石或占位）；②尿细胞学检查；③排尿日记（夜间多尿的患者可进行）；④前列腺磁共振检查；⑤尿流动力学检查；⑥尿道膀胱镜检查；⑦上尿路的影像学检查；⑧前列腺穿刺活检。

【术前准备】

术前主诊医师在门诊对患者做全面细致的检查，包括前列腺增生相关的检查，如完善IPSS评分、尿流率或尿动力学检查；B超了解前列腺体积和残余尿量；PSA、MRI和（或）前列腺穿刺排除前列腺癌。有必要时行膀胱镜检查，明确膀胱状况、前列腺增生的类型和膀胱有无其他合并症（如结石、憩室等）。同时，必须完善心、脑、肺、肝、肾和凝血功能检查。对存在高血压、心脏病、慢阻肺、脑血管疾病、凝血功能障碍、糖尿病、感染等基础疾病的患者，应经内科积极治疗和评估。对服用抑制血小板聚集药物或者其他抗凝药物的患者，在术前可不停药或术前5天起改用低分子肝素。

对于门诊主诊医师初步判定可以安排日间手术的患者，即依据日间管理流程，完善包括病史采集、常规检查、麻醉访视评估、日间中心登记审核等内容（详见相关章节）。

1.常规术前检查　包括尿液分析、全血细胞分析、出凝血系列、肝肾功能、电解质、乙肝两对半、丙肝抗体、HIV抗体、梅毒确诊试验、心电图及胸部CT平扫、双下肢静脉超声。

2.相关会诊　包括麻醉科会诊及根据患者合并症情况的其他相关科室会诊。

3.特殊准备　由于术中患者必须采用截石位体位，因此，为预防术后深静脉血栓的形成，建议患者常规术前准备并在术中穿抗血栓弹力袜。

【手术方式】

仁济泌尿改良三叶剜除法，该方法具有易学习、易掌握、可程序化、可复制性强的特点，因此在我科室常规开展。手术步骤及技巧如下。

1.于精阜旁左侧"沟槽"处切开尿道黏膜，清楚显露前列腺包膜和增生腺体间界线。

2.于"5"点钟处沿中叶和左侧叶腺体间隙从后向前或从前向后成"纵沟"分离到颈口肌性组织处。

3.同法于"7"点钟处沿中叶和右侧叶腺体间隙从后向前或从前向后成"纵沟"分离到颈口肌性组织处。

4. 于颈口处用镜鞘下压中叶组织，将颈口处尿道黏膜和肌性组织与增生腺体彻底分离，于精阜前横行离断尿道黏膜和腺体组织，将中叶组织完全剥离并推入膀胱腔内。

5. 于精阜左侧前列腺尖部"5"点钟处用镜鞘轻轻推开腺体组织，显露包膜和腺体间隙。

6. 结合推挑和爆破切割技术，将左侧叶腺体组织从包膜上分离达"1"点钟处。

7. 尽可能保留尿道黏膜组织分离腺体，并向前推剥切割腺体到颈口处。

8. 回转镜鞘并下压腺体，将腺体组织从"1"点钟开始爆破切割达"5"点钟处。

9. 推挑整个左侧叶腺体，爆破切割至颈口彻底离断，将左侧叶推入膀胱腔内。

10. 同左侧叶法处理右侧叶，将右侧叶推入膀胱腔内。

11. 仔细修整创面和彻底止血。组织粉碎器粉碎切除组织，收集取出的标本。

12. 前列腺剜除后将镜鞘后退至前列腺尖部，可见"11"点钟至"1"点钟处保留的部分尿道黏膜。

【并发症及其防治】

1. 术后出血　发生率很低，多能经非手术治疗治愈。早期如发现冲洗液颜色变深，可加快冲洗速度并保持冲洗管道通畅，牵拉导尿管，利用导尿管气囊压迫止血，适当使用止血药。如果出现膀胱填塞，可在膀胱镜下冲出血块和止血。

2. 排尿困难　拔管后出现排尿困难和尿潴留，多由尿道水肿和膀胱功能恢复慢造成，可服用α受体阻滞药，必要时再留置导尿管3～5天。后期出现排尿困难多是尿道外口或后尿道狭窄引起，必要时予以尿道扩张。

3. 尿失禁　术后尿失禁的主要原因为尿道外括约肌损伤

和膜部尿道保留不够引起，而术后感染和BPH患者外括约肌长期受压迫的失用性功能不全也是原因之一。注意区分是暂时性尿失禁还是真性尿失禁，暂时性尿失禁可通过缩肛锻炼逐渐恢复，而真性尿失禁往往是长期的，需要人工括约肌等手术处理。

【术后处理】

1.术后监测生命体征。

2.术后膀胱持续冲洗12～24小时。

3.术后12～24小时导尿管固定侧下肢需制动，鼓励家属定时按摩其下肢肌肉群，预防下肢深静脉血栓的发生。

4.术后麻醉完全清醒后，可逐渐从饮水开始恢复饮食。

5.术后第2天早晨拔除导尿管且自行排尿后可出院。

6.出院时须再次进行宣教，如患者术后3个月内禁止骑自行车，1个月内避免负重、避免下蹲及攀爬登高。便秘的患者可服用软化粪便的药物或缓泻药等对症处理。

【出院标准】

1.生命体征平稳，无发热，无手术相关并发症。

2.无剧烈恶心、呕吐、头晕等麻醉反应。

3.患者能自行通畅排尿，尿色清或者淡红，无明显血块。

【随访要点】

患者如果出院后出现排尿困难，或者发热超过38℃，及时至急诊科就诊。如无特殊事件发生，术后1周患者需要至门诊或病房咨询正式病理报告；术后4周应至医院进行复诊。内容如下。

1.了解术后排尿情况的改善程度、是否还存在血尿、有无其他尿路刺激症状，或是否有尿失禁的发生。

2.进行IPSS及生活质量评分（QOL）评分并与术前比较。

3.再次行尿常规、前列腺特异性抗原、前列腺磁共振或经直肠前列腺超声＋残余尿量、尿流率的复查。

4.询问患者尿线粗细变化，如果判断有尿道狭窄或膀胱颈部挛缩的可能，尽早行尿道膀胱镜检查，必要时进一步处理。

第八节　选择性绿激光前列腺汽化术

选择性绿激光前列腺汽化术（greenlight photoselective vaporization of prostate，PVP）是近年来开展治疗良性前列腺增生（benign prostate hyperplasia，BPH）的一种理想的微创手术形式。波长为532 nm的绿激光可以被前列腺组织中的血红蛋白选择性的吸收，激光的能量全部传递到前列腺组织上并有效沉积。激光光学穿透的深度浅，在组织内单位体积功率密度高，从而产生非常有效的组织汽化效果。除了汽化作用，激光束在组织上产生了一个$1 \sim 2\mu m$的凝固带。光凝的效果产生了止血的作用，这样就给外科医师提供了一个出血少的清晰手术视野。该手术通过绿激光的持续汽化作用，使组织快速消融，能有效地去除前列腺组织，止血效果好；同时手术效果好，手术时间短，操作简单，创伤更小。2014年起，PVP作为日间手术在仁济医院泌尿科常规开展。

目前，对于符合日间手术入选标准的PVP患者，均按照日间流程收入日间病房统一管理。由于绿激光的光学特性，特别适合长期服用抗凝药物及其他高龄、高危的中等大小腺体的前列腺增生患者。

【适应证】

PVP的手术适应证与BPH的其他经尿道手术相同。

1. IPSS评分在8分以上的中、重度LUST并有生活质量降低的患者，尤其是药物疗效不佳或拒绝药物治疗的患者。

2. BPH具有以下并发症者是手术治疗的绝对适应证。①反复尿潴留；②反复尿路感染；③反复血尿，药物治疗效果不佳；④膀胱结石；⑤继发性肾积水或肾功能损害。

3. BPH合并腹股沟疝、脱肛、严重的痔、膀胱憩室是手术治疗的相对适应证。

4.最大尿流率＜12ml/s。

5.残余尿量较多，有慢性尿潴留的患者可作为手术的参考。

6.建议选择的前列腺腺体大小为$\geqslant 30cm^3$且$\leqslant 80cm^3$。

【禁忌证】

PVP可用于安装心脏起搏器、服用抗凝血药的患者，其主要禁忌证如下。

1.尿道狭窄不能置入操作镜鞘。

2.严重的尿路感染需治疗后手术。

3.术前明确诊断为前列腺癌。

4.对伴有严重心、脑血管疾病及慢阻肺、严重糖尿病、肝肾功能显著异常及全身出血性疾病需经内科积极治疗和评估后手术的患者。

【诊断要点】

BPH的诊断及手术适应证判断主要根据病史采集、体格检查和辅助检查。

【术前准备】

术前主诊医师在门诊对患者做全面细致的检查，包括前列腺增生相关的检查，如完善IPSS评分、尿流率或尿流动力学检查；B超了解前列腺体积和残余尿量；PSA、MRI和（或）

前列腺穿刺排除前列腺癌。有必要时行膀胱镜检查，明确膀胱状况、前列腺增生的类型和膀胱有无其他合并症（如结石、憩室等）。同时，必须完善心、脑、肺、肝、肾和凝血功能检查。对存在高血压、心脏病、慢阻肺、脑血管疾病、凝血功能障碍、糖尿病、感染等基础疾病的患者，应经内科积极治疗和评估。对服用抑制血小板聚集药物或其他抗凝药物的患者，可以在术前不需要进行停药。

对于门诊主诊医师初步判定可以安排日间手术的患者，即依据日间管理流程，完善包括病史采集、常规检查、麻醉访视评估、日间中心登记审核等内容（详见相关章节）。

1.常规术前检查　包括尿液分析、全血细胞分析、出凝血系列、肝肾功能、电解质、乙肝两对半、丙肝抗体、HIV抗体、梅毒确诊试验、心电图及胸部CT平扫、双下肢静脉超声。

2.相关会诊　包括麻醉科会诊及根据患者合并症情况的其他相关科室会诊。

3.特殊准备　由于术中患者必须采用截石位体位，因此，为预防术后深静脉血栓的形成，建议患者常规术前准备并在术中穿抗血栓弹力袜。

【手术方式】

采用"仁济六步法"，该方法具有易学习、易掌握、可程序化、可复制性强的特点，因此，在我科室常规开展。手术步骤及技巧如下（图4-1）。

1.分别在11点钟到7点钟及1点钟到5点钟处，以60W能量汽化消融前列腺部尿道黏膜（图4-1A）。

2.从11点钟到7点钟处，逆时针以180W能量汽化消融前列腺右侧叶（图4-1B）。

3.从1点钟到5点钟处，顺时针以180W能量汽化消融前列腺左侧叶（图4-1C）。

4.从5点钟到7点钟处，膀胱颈部到前列腺尖部，以180W能量汽化消融前列腺中叶（图4-1D）。

5.从11点钟到1点钟处，膀胱颈部到肩部，以180W能量汽化消融顶叶（图4-1E）。

6.80W能量止血及修整膀胱颈部、前列腺尖部（图4-1F）。

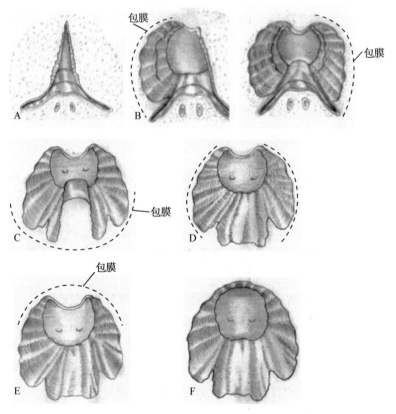

图4-1　"仁济六步法"手术步骤

【并发症及其防治】

1.术后出血　发生率很低，多能经非手术治疗治愈。早期如发现冲洗液颜色变深，可加快冲洗速度并保持冲洗管道通畅，牵拉导尿管，利用导尿管气囊压迫止血，适当使用止血药。如果出现膀胱填塞，可在膀胱镜下冲出血块和止血。

2.排尿困难　拔管后出现排尿困难和尿潴留，多由尿道水肿和膀胱功能恢复慢造成，可服用α受体阻滞药，必要时再留置导尿管3～5天。后期出现排尿困难多是尿道外口或后尿道狭窄引起，必要时予以尿道扩张。

3.尿失禁　术后尿失禁的主要原因为尿道外括约肌损伤和膜部尿道保留不够引起，术后感染和BPH患者外括约肌长期受压迫的失用性功能不全也是原因之一。注意区分是暂时性尿失禁还是真性尿失禁，暂时性尿失禁可通过缩肛锻炼逐渐恢复，而真性尿失禁往往是长期的，需要人工括约肌等手术处理。

【术后处理】

1.术后监测生命体征。

2.术后可不进行冲洗或者膀胱持续冲洗12～24小时。

3.鼓励家属定时按摩患者下肢肌肉群，预防下肢深静脉血栓的发生。

4.术后麻醉完全清醒后可逐渐从饮水开始恢复饮食。

5.术后第2天早晨拔除导尿管且自行排尿后可出院。

6.出院时须再次进行宣教，如患者术后3个月内禁止骑自行车，1个月内避免负重、避免下蹲及攀爬登高。便秘的患者可服用软化粪便的药物或缓泻药等对症处理。

【出院标准】

1.生命体征平稳，无发热，无手术相关并发症。

2.无剧烈恶心、呕吐、头晕等麻醉反应。

3.患者能自行通畅排尿，尿色清或者淡红，无明显血块。

【随访要点】

患者如果出院后出现排尿困难，或者发热超过38℃，及时至急诊科就诊。如无特殊事件发生，术后4周应至医院进行复诊。内容如下。

1.了解术后排尿情况的改善程度、是否还存在血尿、有无其他尿路刺激症状，或是否存在尿失禁的发生。

2.进行IPSS及QOL评分并与术前比较。

3.再次行尿常规、前列腺特异性抗原、前列腺磁共振或经直肠前列腺超声＋残余尿量、尿流率的复查。

4.询问患者尿线粗细变化，如果判断有尿道狭窄或膀胱颈部挛缩的可能，尽早行尿道膀胱镜检查，必要时行进一步处理。

第九节　经阴道无张力中段尿道吊带术

2010年3月我科初步尝试了经阴道无张力中段尿道吊带术（midurethral synthetic sling，MUS）术后24小时拔除导尿管出院，取得成功，从此翻开了女性压力性尿失禁（stress urinary incontinence，SUI）微创手术进入日间管理流程的新篇章。此后，得益于科室完善的管理模式，我们不断地提升患者的就医体验和改良手术技术，尽最大可能减少患者MUS术后留置导尿管和住院的时间。2019年初，我科开始尝试MUS术后不留置导尿管，并进一步缩短了住院时间，使患者的治疗体验得到了大幅提升。

在医院和科室的统一管理下，对于符合MUS日间手术入选标准的SUI患者，均按照日间流程收入日间病房统一管理。对于年龄较大、全身情况较差不适宜收入日间病房或日间手术室的患者，收入常规病房，同样可按照日间管理流程进行管理。

【适应证】

1.中度及重度SUI。

2.以SUI为主要表现的混合性尿失禁。

【禁忌证】

1.伴有严重的尿路感染和阴道炎。

2.妊娠或计划要妊娠的患者。

【入院前准备】

1.详细的询问病史　SUI临床表现为伴随腹压增加（如喷嚏、咳嗽、运动、负重，以及体位改变）时出现的不自主尿道内漏尿现象。对于以下3种情况（但不限于以下3种情况）应进行相应的体格检查或辅助检查，以明确诊断，不能贸然进行MUS手术。

（1）青少年患者自幼出现持续性的滴尿，应首先考虑输尿管开口异位的可能性。

（2）曾经进行过盆腔手术的患者，术后出现漏尿，且平躺时也会漏尿，应考虑尿瘘的可能性。

（3）虽然腹压增加时有漏尿，但同时伴有尿急感的患者，应考虑腹压增加诱发急迫性尿失禁的可能性。

2.完善的体格检查

（1）截石位观察患者漏尿情况，明确漏尿是否来源于尿道口。

（2）腹压增加［咳嗽和（或）Valsalva动作］时可见尿道口漏尿发生，腹压停止时漏尿即刻停止（这一条是确诊SUI的必要条件）。

（3）尿道抬举试验，如果阳性，提示MUS原则上是有效的（这一条是决定MUS手术可行性的必要条件）。

（4）窥阴器检查，观察阴道壁是否存在瘢痕或瘘口，是否有尿液从阴道内涌出或溢出，以及盆腔脏器脱垂情况和程度。必要时可在膀胱内注入适量亚甲蓝（美蓝）稀释液帮助观察是否存在尿瘘。

（5）阴道指检，如果阴道前壁指检存在波动感，应高度怀疑尿道憩室的存在，应行盆底超声或 MRI 检查，以明确憩室的位置和范围；如果阴道前壁指检探及瘢痕样改变或瘘口样改变，应高度怀疑尿瘘的存在，应行亚甲蓝试验或膀胱镜检查证实。

3. 可选辅助检查

（1）超声检查：建议常规进行泌尿系统超声（包括残余尿量检查）排除隐匿性泌尿系肿瘤和输尿管结石的存在。尤其对于需要手术治疗的 SUI 患者，应优先处理肿瘤和结石，以免经尿道腔内手术影响 MUS 的手术疗效。

（2）尿垫试验：推荐 1 小时尿垫试验，该试验有助于判断尿失禁的严重程度，但无法判断是否为尿道内漏尿，以及尿失禁的分型。在尿垫试验前膀胱内注入适量亚甲蓝稀释液，可以鉴别是漏尿还是阴道分泌物。尿垫试验常作为评价 MUS 术后疗效的客观评价指标之一。

1）轻度：1 小时漏尿量 ≤ 1g。

2）中度：1g ＜ 1 小时漏尿量 ＜ 10 g。

3）重度：10g ≤ 1 小时漏尿量 ＜ 50 g。

4）极重度：1 小时漏尿量 ≥ 50 g。

（3）盆底超声和（或）盆腔 MRI 检查：适用于高度怀疑尿道憩室或同时伴有盆底脏器脱垂的 SUI 患者。

（4）CTU 或 MRU 检查：适用于疑似输尿管异位开口或尿瘘的患者。

（5）尿流动力学检查（urodynamics study，UDS）：可用

来区分真性SUI和症状性SUI，对于病史、体格检查和常规辅助检查高度提示真性SUI的患者，无须进行尿流动力学检查。此外，UDS可评估患者的膀胱逼尿肌收缩功能，对于复杂性SUI患者的治疗、预后有一定的指导和预测作用。

明确诊断后，对于具有MUS手术适应证且符合日间手术入选标准的SUI患者，主诊医师在门诊进行术前谈话签字，告知患者SUI的发生机制，以及MUS的目的在于起到类似耻骨尿道韧带对尿道的支撑作用，在静息状态下对尿道不产生张力，而在应力状态下起到抬高和关闭尿道腔的作用，从而维持尿控。同时告知患者MUS手术的优势及可能发生的并发症。对于明确手术意愿并愿意接受手术风险的患者，开具电子住院单和术前检查、相关会诊单，并将围手术期日间病房护理或日间手术室安排需要注意的事项，以及手术中需要使用的特殊器械记录在日间管理电子系统中，方便相关人员查阅。由于在门诊完善了所有的术前准备和相关会诊、宣教，因此，手术当日办理入院手续后即可安排手术治疗。

1.常规术前检查　包括尿液分析、全血细胞分析、出凝血系列、肝肾功能、电解质、乙肝两对半、丙肝抗体、HIV抗体、梅毒确诊试验、B超、心电图及胸部X线检查。

2.相关会诊

（1）麻醉科会诊。

（2）妇科会诊，适用于严重阴道炎，或者需排除妇科恶性肿瘤的患者。

（3）内分泌科会诊，适用于糖尿病患者，置入吊带手术前应严格控制血糖。

（4）根据患者合并症情况，请其他相关科室会诊。

【手术技巧】

手术技巧是确保手术安全性、有效性、可重复性的重要保障。MUS术中采用盲穿的方式置入吊带，因此，术者应非常熟悉盆底解剖和穿刺路径，良好的手术技巧可以确保手术效果，并有效降低并发症的发生率。下文以经耻骨后经阴道无张力尿道中段吊带术（retropubic midurethral synthetic sling，RMUS）为例，阐述如何有效避免手术近远期并发症。

1.避免术中膀胱穿孔。RMUS术中穿刺时，一旦出现突破感（尿生殖膈），术者应立即以置于阴道内耻骨支骨盆内表面下缘处的左手示指尖为支点，向下压低手柄，紧贴耻骨骨盆内表面向上穿刺；如果患者尿生殖膈薄弱，突破感可能不明显，此时进针 1～1.5cm 即应压低手柄，可以降低膀胱穿孔发生率。术中常规行70°膀胱镜检查，充分充盈膀胱，探查穿刺通道相应的膀胱压迹，尤其关注顶侧壁交界处。有时穿孔可表现为膀胱局部黏膜异常皱褶，此时充分充盈膀胱可以进一步帮助发现此类穿孔。发现穿孔应立刻退出穿刺针，重新穿刺，并再次行膀胱镜检查。

2.避免术中血管损伤。整个穿刺过程中针尖始终指向同侧肩部，不能过度旋转偏移，向内侧旋转偏移可能损伤耻骨后静脉窦，向外侧旋转偏移可损伤腹壁下血管，甚至髂外血管。

3.术中调整吊带张力，应遵循"宁松勿紧"的原则，避免术后发生排尿困难或尿潴留。我们的经验：调整吊带时，在尿道与吊带之间放置一把直角钳，腹侧端紧贴耻骨联合下缘，背侧端平对处女膜环后缘，调整吊带张力，以吊带不变形，且直角钳可轻松上下滑动为宜。

4.确保吊带没有扭曲或旋转，否则可能影响术后疗效或引起术后局部疼痛。

5.避免术后吊带侵蚀/裸露。RMUS术中膀胱镜检查时，如果膀胱压迹色泽苍白、菲薄，且适当减少膀胱灌注量后仍然不改变，则高度怀疑穿刺针潜行于膀胱黏膜下，建议重新穿刺，避免术后出现吊带移位侵蚀至膀胱内。做阴道前壁切口时宁浅勿深，原则上可以避免损伤尿道，降低术后尿道侵蚀的发生率；缝合阴道壁切口时宁深勿浅（全层缝合），原则上可以降低术后吊带阴道裸露的发生率。

6.如进行了尿道憩室和尿道阴道瘘修补术，则不建议同时行 MUS 术，理论上可影响伤口愈合、增加合成吊带暴露的可能性；如果术中确实需要同期行抗尿失禁手术，可以采用自体筋膜吊带或生物补片材料。

7.如果患者既往行膀胱颈部电切术，检查提示重度 SUI 同时伴有膀胱颈口关闭功能障碍，行 MUS 治疗时可同步行 Kelly 折叠术，以提高术后疗效。

【并发症的预防和处理】

1.并发症预防详见上述手术技巧。

2.并发症处理

（1）吊带裸露：最常见的症状包括阴道疼痛、性交困难、触及吊带、尿路感染，以及阴道分泌物。总体而言，如果补片裸露小于1cm，可先行观察，局部涂抹雌激素或抗菌药膏，老年患者非手术治疗的成功率较低；其次在阴道黏膜层行小范围吊带切除与修整。若上述治疗皆失败，应行经阴道吊带部分切除术，大部分患者术后仍可有效控尿。

（2）尿道侵蚀：其典型表现包括排尿困难、尿急、急迫性尿失禁、尿潴留、反复出现的尿路感染，以及持续性尿失禁。小范围的吊带侵蚀可尝试内镜下治疗。但总体而言，经阴道手术切除为一线治疗方案，术中可进行自体筋膜吊带或 Martius 大阴唇脂肪垫移植物填塞以加强修复，或二期植入以治疗复发的 SUI。

（3）膀胱侵蚀：典型症状表现为下腹部疼痛、间歇性肉眼血尿、反复发生的尿路感染、尿急、尿频、尿痛，以及尿失禁，经膀胱镜检查后可做出诊断。不推荐观察治疗，因为吊带常导致结晶附着并形成结石、持续的下尿路症状、反复发作的尿路感染，以及间歇性肉眼血尿。对于小范围的吊带侵蚀，首选内镜下行剪刀切除或钬激光消融。膀胱内吊带的切除范围应深至膀胱周围脂肪组织。若内镜下切除术失败，侵蚀至膀胱内的吊带可通过经阴道或经耻骨后途径取出。

（4）疼痛：MUS术后腹股沟部或腿部疼痛可由非甾体抗炎药、休息或理疗治疗。激素及局部麻醉药有助于缓解疼痛并不出现副作用。顽固性疼痛的病例，需要行吊带取出术。

（5）感染：MUS术后发生严重感染很罕见。对于非手术治疗无效的严重感染，应行完整吊带取出术，

【术后处理】

1.术后监测生命体征。

2.术后2小时鼓励下床排尿，排尿时应取坐位，避免使用腹压。

3.术后麻醉完全清醒后可恢复正常饮食。

4.术后自行排尿后，且B超残余尿量检查阴性，当日或第2天晨可出院。

5.原则上手术后2周内严禁盆浴，但可以在术后24小时开始淋浴。

【出院标准】

1.生命体征平稳，无发热，无手术相关并发症。

2.无剧烈恶心、呕吐、头晕等麻醉反应。

3.患者能自行排尿，通畅，尿色清或色淡红，排尿时无疼痛或轻微疼痛。

4.出院前给予B超残余尿量检查且结果阴性。

【随访要点】

患者出院后2周应回医院复诊，了解术后尿失禁的改善程度及有无其他排尿功能障碍和疼痛的发生；检查皮肤或阴道伤口愈合情况、有无尿路感染，以及B超残余尿量的复查。

MUS术后近期吊带位置的固定有赖于吊带与组织间的摩擦力，远期则有赖于纤维结缔组织长入吊带网孔起到的固定作用。因此，术后应指导患者3个月内避免负重；避免剧烈咳嗽、喷嚏；避免弯腰、下蹲、攀爬登高、双腿劈叉、骑自行车、慢跑；避免性生活。便秘的患者可服用软化粪便的药物或缓泻药等对症处理。对于新出现的手术区域疼痛或盆腔痛及性交痛应仔细询问，排除感染、血肿、吊带裸露等情况；对于反复出现的尿路感染，必要时可以进行膀胱镜检查，明确是否存在吊带侵蚀的可能。

第十节 显微镜下精索静脉结扎术

精索静脉曲张是男科常见疾病，可导致阴囊疼痛不适、睾丸萎缩，甚至男性不育等情况。通过手术可以改善男性生育力和缓解局部不适症状。目前治疗方式众多，复发率低且创伤较小的治疗方式是应用显微外科技术治疗曲张静脉。

我科是全国较早开展显微镜下精索静脉结扎手术的单位，也率先将其在日间手术病房开展，通过深入研究，我们发现日间手术模式应用于显微镜下精索静脉结扎是安全可行的，此方法在术前等待时间、手术时间、术后并发症，以及疗效等方面可以提高患者的满意度，值得推广。

【适应证】

1.成人临床型精索静脉曲张

（1）同时具备以下3个条件：①存在不育；②精液质量

异常；③女方生育能力正常，或虽患有引起不孕的相关疾病，但可能治愈。

（2）虽暂无生育要求，但检查发现精液质量异常者。

（3）精索静脉曲张所伴发的相关症状（如会阴部或睾丸的坠胀、疼痛等）较严重，明显影响生活质量，经非手术治疗改善不明显，可考虑行手术治疗。

2.青少年型精索静脉曲张

（1）Ⅱ度或Ⅲ度精索静脉曲张。

（2）患侧睾丸容积低于健侧20%者。

（3）睾丸生精功能下降。

（4）由精索静脉曲张引起较严重的相关症状者。

【禁忌证】

1.继发性精索静脉曲张。

2.其他不能控制的全身性疾病、严重的心肺功能不全等。

【术前准备】

门诊主诊医师初步判定患者可以安排日间手术，即依据日间管理流程，完善包括病史采集、常规检查、麻醉访视评估、日间中心登记审核等内容（详见相关章节）。

1.详细的询问病史　精索静脉曲张患者可出现患侧阴囊间歇性或持续性坠胀、疼痛，平卧时会好转。同时需要询问患者婚育史。

2.完善的体格检查　除了全身检查外，重点对阴囊及其内容物进行检查，包括站立位和平卧位检查，同时需要行Valsalva试验了解患者是否存在迂曲、扩张的静脉团。同时关注睾丸大小与质地、附睾、输精管等。睾丸变小、变软是睾丸功能不全的表现。

3.可选辅助检查　彩色多普勒超声检查是目前精索静脉曲张的首选辅助检查手段，对精索静脉曲张的诊断和分级具有重要价值。彩色多普勒超声可以了解组织器官的解剖结构，以及相应部位的血流情况，如静脉内有无血液反流、反流时长、与呼吸及Valsalva动作的关系等。

4.常规术前检查　包括尿液分析、全血细胞分析、出凝血系列、肝肾功能、电解质、乙肝两对半、丙肝抗体、HIV抗体、梅毒确诊试验、心电图及胸部X线片。

5.特殊术前检查　包括多普勒超声检查（检查睾丸、附睾、精索静脉、前列腺、精囊、输精管、射精管）、精液检查。

【手术技巧】

1.手术要点

（1）术中游离精索内静脉分束结扎。

（2）术中使用多普勒超声保护精索内动脉，保护睾丸动脉。

（3）术中尽可能保留淋巴管，避免损伤输精管。

（4）术中不可以过度牵拉精索，减少电刀应用，以减少动脉痉挛。

2.手术方法

（1）腹股沟外环下做1～2cm沿皮纹切口。

（2）分离提起精索，比较理想的精索游离应该是轻松提取精索，无明显牵拉感。在分离精索时需要观察有无明显精索外静脉曲张，需要结扎。在这一步需要尝试是否可以将睾丸提出切口外，观察引带静脉是否曲张，并结扎。

（3）切开提睾肌及精索内外筋膜，提睾肌静脉如有扩张予以结扎，注意保护淋巴管，充分显露精索内血管及输精管。在显微镜下观察睾丸动脉搏动，或应用专用超声多普勒探测睾丸动脉位置及走行，并加以标记和保护。分离并双重结扎精索内静脉，小心淋巴管及神经。保留输精管营养血管，输精管周围静脉扩张，如直径大于1mm，亦应予以结扎。最后仅剩下睾丸动脉、淋巴管、输精管及伴行的营养血管。

（4）最后需要挤压阴囊检查有无漏扎静脉及有无静脉出血，还纳精索，缝合提睾肌筋膜和切口。

【并发症的预防与处理】

1.阴囊血肿 阴囊血肿常是由于精索静脉结扎线脱落或缝合不紧导致，可通过术中挤压阴囊，使精索静脉血液回流曲张，观察结扎效果。术后常规采用腹股沟处沙袋加压4～6小时，减少阴囊血肿。通过局部伤口加压包扎，大部分静脉出血会停止，不需要特别处理。

2.阴囊水肿 阴囊水肿是精索静脉曲张手术后最常见的并发症。主要是由于术中淋巴管破坏造成局部淋巴液外渗，严重的水肿将导致睾丸鞘膜积液。水肿发生可从术后即刻开始到术后12个月左右消失，也有维持12个月以上者。精索静脉曲张术后阴囊水肿一般不需要特殊处理，能自然消退，消退时间从出现时起平均约12个月；少数严重水肿患者不能自行消退或严重的鞘膜积液影响生活质量，需要穿刺抽液或开放手术。显微镜下精索内淋巴管一般呈半透明或透明色，管壁类似藕段样呈节段性，可以清楚地辨认，尽量残留淋巴管和精索内脂肪组织。

3.术后复发 精索静脉曲张的复发、再发和长时间呈持续扩张状态（无反流）是手术后的另一并发症。精索静脉曲张术后复发的定义为：手术6个月后再次发生的精索静脉曲张，而不是发生在3～6个月。在手术操作中为了尽量保护睾丸动脉和避开输精管，可能漏扎部分静脉分支，导致结扎精索内静脉不完全，对于动脉旁静脉需要耐心分离结扎；而部分患者长时间精索内静脉呈扩张状态，结扎后远端残存血管段可在彩色多普勒上显示内径高于手术前，或者仍然表现为阴囊上极静脉团块，这种情况需要及时同超声科医师沟通，增进其对于这种疾病和手术的认识，做出准确诊断。

4. 睾丸动脉损伤　一般切口越接近腹股沟管远端，损伤睾丸动脉的概率越大，尽管睾丸动脉损伤并不一定会引起睾丸萎缩，但睾丸动脉损伤可以明显降低睾丸生精功能，从而影响患者生育能力的恢复，所以，术中仍需尽可能保护睾丸动脉。

显微镜下精索静脉曲张手术中，精索动脉常紧贴着几根静脉或者位于其后方，有一条分离的静脉在其附近。约50%的患者中，睾丸动脉位于曲张的大静脉下方，曲张静脉呈网状交通时，睾丸动脉常位于静脉交通网的中央。多普勒超声探头或血管扩张药可帮助鉴别是否为睾丸动脉。

5. 输精管损伤　输精管损伤发生率很低。需注意术中尽量避免无意钳夹输精管。一旦出现输精管切断损伤，可即刻行显微镜下行输精管-输精管吻合术。

6. 其他并发症　该手术还有其他少见的并发症。如有患者术后主诉腰背部、睾丸疼痛，可能与精索本身的解剖结构相关或手术中过分牵拉精索引起。

【术后处理】

1. 术后监测生命体征，平卧6小时，术后腹股沟伤口压迫4小时。

2. 术后麻醉完全清醒后可恢复正常饮食。

3. 鼓励麻醉清醒后患者下床活动，下床后要使用阴囊托带。

4. 常规在术后第1天晨出院。

5. 术后2～3天可更换伤口敷料。

【出院标准】

生命体征平稳，无发热，无手术相关并发症（如阴囊血肿且持续增大、睾丸绞痛等）。

【随访要点】

1.随访的目的：评估疗效，尽早发现与治疗相关的并发症。

2.随访内容：术后1周检查有无手术并发症，如出血、伤口感染、阴囊水肿等。术后术侧睾丸出现酸胀隐痛属于正常，但如出现睾丸绞痛、肿胀明显等，需要及时到泌尿急诊室就诊。

3.术后1个月随访以症状评估为主。术后3个月检查精液质量。

第十一节　阴茎整形术

阴茎整形主要是针对先天性或后天性阴茎畸形进行修复重建，目标是恢复或接近正常外形和功能。这类病情主要发生在年轻男性患者中，通过手术技术的改良、管理模式的不断完善，对于符合日间手术的患者，目前基本上按照日间管理流程统一进行管理。

【适应证】

1.阴茎皮肤发育不良、过短或蹼状阴茎等。

2.阴茎弯曲畸形。

3.隐匿性阴茎。

【禁忌证】

1.短小阴茎。

2.阴茎发育不良。

3.不能控制的全身性疾病及严重的心肺功能不全等。

【术前准备】

门诊主诊医师初步判定患者可以安排日间手术，即依据日间管理流程，完善包括病史采集、常规检查、麻醉访视评估、日间中心登记审核等内容（详见相关章节）。

1.详细的询问病史　对于阴茎畸形的患者，询问病史至关重要，尽管存在很多医师认为需要手术矫正的畸形，但是如果不影响患者的功能使用，可在病史询问中仔细判别患者的手术意愿。

2.完善的体格检查　除了全身检查外，重点对阴茎发育情况进行检查，如包皮是否过长、有无包茎或者嵌顿、阴茎发育是否与年龄相符、尿道开口有无异常、尿道口有无炎症及有无包皮粘连、阴茎海绵体有无肿块、阴茎弯曲程度，以及是否合并隐睾、鞘膜积液等情况。

3.常规术前检查　包括尿液分析、全血细胞分析、出凝血系列、肝肾功能、电解质、乙肝两对半、丙肝抗体、HIV抗体、梅毒确诊试验、心电图及胸部X线片。

4.特殊术前检查　性激素五项检查；对于伴有勃起功能障碍的情况，可行阴茎海绵体注射血管活性药物试验或夜间阴茎勃起试验来评估。

5.相关会诊

（1）麻醉科会诊：评估有无手术禁忌证，同时完成日间手术前的麻醉评估。

（2）内分泌科会诊：适用于激素异常的患者。

【手术技巧】

手术技巧是确保阴茎整形手术安全性、减少术后并发症的重要保障。

1.对于阴茎整形手术，必须配备符合精密操作的整形科专用器械。尽可能减少电刀的使用，电刀止血应该在低功率下点击止血，有条件的单位可以选用双极电刀。

2.包皮脱套是阴茎手术的基本操作，要根据解剖层面在阴茎深筋膜（Buck's筋膜）外无血管间隙，将包皮脱套至阴茎根部，减少阴茎表面神经血管损伤。同时对于包皮长度与阴茎长度进行充分评估，在手术最终结束前，减少大面积的切除包皮，避免包皮不充裕情况发生。

3.尽量做到细针密缝，减少瘢痕形成。推荐采用5-0/6-0单股可吸收缝线（如PDS/Maxon等），这类缝线在降解时对于组织反应小，减少瘢痕形成。

4.阴茎弯曲者，首先需要行人工勃起试验证实弯曲程度，并且观察纠正后效果。一般需要在阴茎根部扎止血带，在一侧阴茎海绵体插入"蝶形"针头，通过针头将生理盐水直接注入阴茎海绵体，产生阴茎的勃起。一般先打开Buck's筋膜，在阴茎远端12点钟部位的无血管区用小刀纵向切小口到白膜表面，用蚊式钳沿此切口撑开筋膜延伸切口，分离出一个跨弯曲弧度的白膜表面"安全区"。在区域内均匀定4点，用4-0不可吸收、无损伤缝线以垂直褥式方式内翻缝合，逐步收紧缝线至阴茎伸直，再重复人工勃起试验，证实阴茎弯曲纠正满意，松开蚊式钳，缝线打结固定。如果是成人可以选用3-0缝线，采取4针16点的缝合。

5.对隐匿性阴茎，仁济泌尿日间手术中心常采用阴茎脱套结合改良Devine方式，由于隐匿性阴茎的包皮与阴茎附着不佳，因此，需要在轻轻牵拉伸直阴茎后在阴茎根部标记皮肤的目标固定点，并于3点钟和9点钟方向切开表皮，随后行常规脱套，切除纤维条索状的阴茎肉膜组织，显露至阴茎耻骨前脂肪及阴茎悬韧带，可根据情况判定是否需要切断部分悬韧带，使阴茎自由伸缩；游离阴茎背侧注意保护血管和神经，分离腹侧注意保护尿道。暴露阴茎根部并于3点及9点位以3-0不可吸收缝线把阴茎白膜与之前切开的皮肤真皮固定，防阴茎回缩；检查阴茎有无扭转，充分评估包皮组织后再修剪多余包皮组织。

【并发症的预防与处理】

1.*出血和血肿* 阴茎整形术后伤口创面出血是术后早期常见现象，除凝血功能异常外，主要是阴囊肉膜、阴茎皮下筋膜出血。一般不需要特殊处理，妥善的加压包扎，可以压迫止血，避免血肿形成。

2.*伤口感染* 感染常来自局部皮肤皱褶或毛囊中的细菌感染。术前应仔细体检、处理阴茎皮肤感染病灶；术中消毒皮肤采用有机碘和无机碘的双重消毒，有助于防范感染。缝合伤口时减少局部毛发缝入伤口内。对于伤口感染，通过局部清创并且口服抗生素，大部分患者均可恢复。

3.*术后切口狭窄环形成* 早期属于正常现象，多数是由于组织水肿导致。如果手术1个月后仍出现狭窄环，很多情况下会出现勃起痛发生；多数情况可以通过多处纵行切开狭窄环缓解，严重时甚至需要切除狭窄环重新减张缝合。

4.*阴茎弯曲* 阴茎弯曲的复发或残余，多见于弯曲纠正不完全、折叠白膜的缝线断裂，或者阴茎阴囊皮下组织感染纤维化导致。根据是否影响患者生活，治疗方式需要根据局部组织条件"因地制宜"。

【术后处理】

1.手术范围限于阴茎体部，可选用自粘弹性绷带内衬凡士林纱布加压包扎。注意观察术后龟头颜色，避免加压包扎过紧造成皮肤和阴茎头缺血坏死。

2.术后监测生命体征，平卧6小时。

3.术后麻醉完全清醒后可恢复正常饮食。

4.鼓励麻醉清醒后患者下床活动。

5.常规在术后第1天晨出院。

6.术后根据手术类型，常规3天可更换伤口敷料，并可以开始淋浴。

【出院标准】

1.生命体征平稳，阴囊无血肿，阴茎伤口无活动性出血；无明显麻醉反应。

2.患者能自行排尿，排尿时无疼痛或稍伴有疼痛。

【随访要点】

1.患者常规术后1周到门诊随诊，检查伤口愈合情况；期间儿童术后2天，成人术后2～3天可拆除弹性绷带及伤口敷料。

2.如阴茎/阴囊伤口出现巨大血肿、阴茎阴囊肿胀疼痛，或者伤口崩开等，需至泌尿急诊室就诊。

3.术后2个月可恢复正常性生活。并到门诊评估后续功能恢复情况。

参 考 文 献

董柏君，王艳青，谢少伟，等．2016．靶向冷冻消融治疗局限性前列腺癌的临床研究．中华泌尿外科杂志，37（10）：754-757.

董柏君，王艳青，谢少伟，等．2017．影像联合穿刺病理指导下靶向冷冻消融治疗局限性前列腺癌的临床应用．中华泌尿外科杂志，38（6）：457-460.

郭曲练，程智刚．2016．研究和规范日间手术麻醉及围术期管理意义重大．临床麻醉学杂志，32（10）：941-944.

杭燕南，王祥瑞，薛张纲．2013．当代麻醉学．2版．上海：科学技术出版社．

杭燕南，俞卫锋，于布为．2016．当代麻醉手册．3版．上海：世界图书出版公司．

刘阳，冯泽国，冯龙，等．2012．2469例日间手术的麻醉管理．北京医学，34（8）：696-698.

那彦群，孙颖浩，曹登峰，等．2014．前列腺癌诊断治疗指南//那彦群，叶章群，孙颖浩，等．中国泌尿科疾病诊断治疗指南．2014版．北京：人民卫生出版社，61-89.

俞卫锋．2016．肝胆麻醉和围术期处理．上海：世界图书出版公司．

中华医学会麻醉学分会．2016．日间手术麻醉专家共识．临床麻醉学杂志，（10）：1017-1022.

Anderson KJ. 2007. Surgical anatomy of the retroperitoneum, kidneys, and ureters. In: Wein AJ, Kavoussi LR, Novick AC, eds. Campbell-Walsh urology. 9th ed. Philadelphia: Saunders, 3-37.

Ansell GL, Montgomery JE. 2004. Outcome of ASA Ⅲ patients undergoing day case surgery. Br J Anaesth, 92（1）: 71-74.

Baust JG, Gage AA, Bjerklund Johansen TE, et al. 2014. Mechanisms of cryoablation: clinical consequences on malignant tumors. Cryobiology, 68（1）: 1-11.

Brooks JD. 2007. Anatomy of the lower urinary tract and male genitalia. In:

Wein AJ, Kavoussi LR, Novick AC, eds. Campbell-Walsh urology. 9th ed. Philadelphia: Saunders, 38-77.

Bucuras V, Barden R. 2011. Bipolar vaporization of the prostate: is it ready for the primetime? TherAdvUrol, 3: 257-261.

Chen W, Zheng R, Baade PD, et al. 2016. Cancer statistics in China, 2015. CA Cancer J Clin, 66 (2): 115-132.

Chung F, Subramanyam R, Liao P, et al. 2012. High STOP-Bang score indicates a high probability of obstructive sleep apnea. Br J Anaesth,108(5): 768.

Chung FF, Chung A, Meier RH, et al. 1989. Comparison of perioperative mental function after general anaesthesia and spinal anaesthesia with intravenous sedation. Can J Anaesth, 36: 382-387.

Coleman E A, BOULT C. 2003. American Geriatrics Society Health Care Systems Committee. Improving the quality of transitional care for persons with complex care need. J Am Geriatr Soc, 51 (4): 556-557.

Cybulski PA, Joo H, D'A Honey RJ. 2004. Ureteroscopy: anesthetic considerations. UrolClin North Am, 31: 43-47.

DeJohn P. 2013. Careful screening and scrutiny needed to select ambulatory surgery patients. OR Manager, 29 (9): 32-34.

Delongchamps NB, Robert G, de la Taille A, et al. 2011. Surgical management of BPH in patients on oral anticoagulation: transurethral bipolar plasma vaporization in saline versus transurethral monopolar resection of prostate. Can J Urol, 18: 6007-6012.

Dorotta I, Basali A, Ritchey M, et al. 2003. Transurethral resection syndrome after bladder perforation. AnesthAnalg, 97 (5): 1536-1538.

Hanson RA, Zornow NH, Conlin MJ, et al. 2007. Laser resection of the prostate: implications for anesthesia. AnesthAnalg, 105: 475-479.

Hawary A, Mukhtar K, Sinclair A, et al. 2009. Transurethral resection of the prostate syndrome: almost gone but not forgotten. J Endourol, 23: 2013-2020.

Herkommer K, Hofer C, Gschwend JE, et al. 2012. Gender and body mass index as risk factors for bladder perforation during primary transurethral resection of bladder tumors. J Urol, 187: 1566-1570.

Jan Jokobsson. 2012. Anaesthesia for Day Case Surgery. Revised edition. OUP Oxford.

Joshi GP, Ankichetty SP, Gan TJ, et al. 2012. Society for Ambulatory Anesthesia consensus statement on preoperative selection of adult patients with obstructive sleep apnea scheduled for ambulatory surgery. Anesth Analg, 115（5）: 1060-1068.

Kelly DC, Das A. 2012. Holmium laser enucleation of the prostate technique for benign prostatic hyperplasia. Can J Urol, 19: 6131-6134.

Malhotra V, Sudheendra V, Diwan S. 2005. Anesthesia and the renal and genitourinary systems. In: Miller RD, editor. Miller's anesthesia. 6th ed. Philadelphia: Elsevier, 2175-2207.

Mohler JL, Antonarakis ES, Armstrong AJ, et al. 2019. Prostate Cancer, Version 2. 2019, NCCN Clinical Practice Guidelines in Oncology. J Natl Compr Canc Netw, 17（5）: 479-505.

Monk TG, Weldon BC. 2001. The renal system and anesthesia for urologic surgery. In: Barash PG, Cullen BF, Stoelting RK, editors. Clinical anesthesia. 4th ed. Philadelphia: Lippincott, Williams & Wilkins, 105-1033.

Qi D, Wu C, Liu F, et al. 2015. Trends of prostate cancer incidence and mortality in Shanghai, China from 1973 to 2009. Prostate, 75（14）: 1662-1668.

Reich O, Bachmann A, Siebels M, et al. 2005. High power（80W）potassium-titanyl-phosphate laser vaporization of the prostate in 66 high risk patients. J Urol, 173: 158-160.

Reich O, Gratzke C, Bachmann A, et al. 2008. Morbidity, mortality and early outcome of transurethral resection of the prostate: a prospective multicenter evaluation of 10, 654 patients. J Urol, 180: 246-249.

Ronald D. Miller. 2014. Miller's Anesthesia. 8th ed. US: Saunders.

Ruszat R, Wyler S, Forster T, et al. 2007. Safety and effectiveness of photoselective vaporization of the prostate（PVP）in patients on ongoing oral anticoagulation. EurUrol, 51: 1031-1041.

Siegel RL, Miller KD, Jemal A. 2019. Cancer statistics, 2019. CA Cancer J Clin, 69（1）: 7-34.

Weingram J, Sosa RE, Stein B, et al. 1993. Subcutaneous emphysema（SCE）during laparoscopic pelvic lymph node dissection（LPLND）. AnesthAnalg, 76: S460.

Zepnick H, Steinbach F, Schuster F. 2008. Value of transurethral resection of the prostate（TURP）for treatment of symptomatic benign prostatic obstruction（BFO）: an analysis of efciency and complications in 1015 cases.（Ger）AkuelleUrol, 39: 369-372.